Simone Schmidt

Achtsamkeit und Wahrnehmung in Gesundheitsfachberufen

Simone Schmidt

Achtsamkeit und Wahrnehmung in Gesundheitsfachberufen

Mit 31 Abbildungen

Springer

Simone Schmidt
Cronbergergasse 10
68526 Ladenburg

ISBN-13 978-3-642-20888-1 Springer-Verlag Berlin Heidelberg New York

Bibliografische Information der Deutschen Nationalbibliothek
Die Deutsche Nationalbibliothek verzeichnet diese Publikation in der Deutschen Nationalbibliografie; detaillierte bibliografische Daten sind im Internet über http: //dnb.d-nb.de abrufbar.

SpringerMedizin
Springer-Verlag GmbH
ein Unternehmen von Springer Science+Business Media
springer.de

Planung: Susanne Moritz, Berlin
Projektmanagement: Ulrike Niesel, Heidelberg
Lektorat: Ute Villwock, Heidelberg
Titelbild: © photos.com PLUS; © fotolia/flashpics
Layout und Umschlaggestaltung: deblik Berlin
Satz: Crest Premedia Solutions (P) Ltd., Pune, India

SPIN: 80018928

Gedruckt auf säurefreiem Papier 22/2122/UN – 5 4 3 2 1 0

Vorwort

» Achte gut auf diesen Tag, denn er ist das Leben – das Leben allen Lebens.
In seinem kurzen Ablauf liegt alle Wirklichkeit und Wahrheit des Daseins.
Die Wonne des Wachsens – die Größe der Tat – die Herrlichkeit der Kraft.
Denn das Gestern ist nichts als ein Traum und das Morgen nur eine Vision.
Das Heute jedoch – recht gelebt – macht jedes Gestern zu einem Traum voller Freude und jedes Morgen zu einer Vision voller Hoffnung.
Darum achte gut auf diesen Tag. (Dschalal ad-Din ar-Rumi) «

Die Frau in der Suppe – eine wahre Geschichte
Während eines Besuchs in einem Pflegeheim, bei dem ich eine immobile Dame aufsuchte, saß die Mitbewohnerin beim Mittagessen am Tisch und löffelte ihre Suppe. Plötzlich legte sie den Löffel zur Seite, klappte den Oberkörper nach vorne und landete mit dem Gesicht voran in der Suppe. Die anwesende Mitarbeiterin reagierte auf diesen Vorfall zunächst gar nicht und nach gezielter Rückfrage, antwortete sie lediglich »Das ist normal, das macht sie immer so.«

Derartige Erfahrungen haben mir die Bedeutung eines achtsamen Umgangs mit Patienten, Angehörigen, Kollegen und Mitmenschen allgemein noch einmal bewusster gemacht, so dass letztendlich dieses Buch entstanden ist.

Anhand von zahlreichen Beispielen aus dem Berufsalltag soll die Aufmerksamkeit für Unachtsamkeit und fehlende Wahrnehmung geschärft werden. Alle Beispiele sind reale Erfahrungen, die Namen der beteiligten Personen wurden aus Gründen des Personenschutzes verändert.

Da Achtsamkeit und Wertschätzung in allen Bereichen des Alltags und in allen Sparten des Gesundheitswesens eine übergeordnete Rolle spielen, wendet sich dieses Buch an alle Berufsgruppen des Gesundheitssektors.

Zur Verbesserung der Lesbarkeit werden im gesamten Buch die verschiedenen Berufsgruppen im Gesundheitswesen, also beispielsweise Ärzte, Gesundheits- und Krankenpfleger, Altenpfleger, Physiotherapeuten, Ergotherapeuten, Logopäden, Psychologen, Sozialarbeiter etc., prinzipiell als Mitarbeiter bezeichnet. Analog werden alle Patienten, Bewohner, Klienten, Kunden, Gäste etc. durchgehend Patienten genannt.

Die Achtsamkeit kann durch zahlreiche Übungen speziell trainiert werden. Dabei handelt es sich um Einzel- oder Gruppenübungen, die unterschiedliche Bereiche des sozialen Kontakts schulen, etwa die Kommunikation, die Aufmerksamkeit oder die Wahrnehmung.

Übungen

Dieses Format beinhaltet Übungen, die auch in Fortbildungen eingesetzt werden können. Viele Übungen können sowohl alleine als auch in Gruppen durchgeführt werden.

Danke

Mein Dank gilt Frau Barbara Lengricht vom Springer Verlag für ihr Vertrauen und die langjährige intensive Zusammenarbeit, die auch einen zwischenmenschlichen Austausch beinhaltet und dadurch dieses Projekt überhaupt erst möglich machte.

Frau Susanne Moritz vom Springer Verlag möchte ich vor allem für ihre unendliche Geduld und die fruchtbare Kommunikation bei der Manuskripterstellung danken.

Für die gute Zusammenarbeit während des Lektorats bedanke ich mich bei Frau Ute Villwock und bei Frau Ulrike Niesel vom Springer Verlag für die kompetente Begleitung.

Mein Dank gilt natürlich auch meiner Familie, die mein zeitaufwändiges »Hobby« mehr oder minder freiwillig akzeptiert und mich immer bestärkt und unterstützt.

Schließlich danke ich allen Lesern dieses Buchs und hoffe, dass es dazu beitragen kann, Ihren Blick auf Ihre tägliche, wertvolle Arbeit zu verändern. Auf Ihr Feedback bin ich gespannt und freue mich über Ihre Meinung.

Simone Schmidt
Ladenburg, September 2011

Inhaltsverzeichnis

Achtsamkeit im Alltag

» Die Normalität ist eine gepflasterte Straße; man kann gut darauf gehen – doch es wachsen keine Blumen mehr auf ihr. (Vincent van Gogh) «

Die Begriffe Achtung, Achtsamkeit, Aufmerksamkeit, soziale Wahrnehmung oder der aus dem Englischen stammende Begriff »mindfulness« sind Schlagwörter, die in verschiedenen Bereichen verwendet und untersucht werden. So begegnet einem dieses Thema in der Philosophie, in der Psychologie, in der Theologie, aber auch in modernen Managementtheorien. Je nach Sichtweise werden verschiedene Ausdrücke und Grundlagen für diesen schwer fassbaren Begriff verwendet, die in diesem Kapitel zunächst genauer betrachtet werden. Dabei werden auch die Ursprünge der zugrundeliegenden Theorien beleuchtet. Im Anschluss werden zum besseren Verständnis der sozialen Wahrnehmung anhand von alltäglichen Beispielen die Auswirkungen von Achtlosigkeit, Unachtsamkeit oder Missachtung dargestellt.

1.1 Achtung in der Theologie

In allen großen Religionen spielen ethische Werte eine Rolle, die mit Achtung in Verbindung steht. Die Aufmerksamkeit für andere Menschen wird beispielsweise im Christentum unter dem Begriff Nächstenliebe besonders hervorgehoben. Einen besonderen Stellenwert hat der Begriff auch im Buddhismus.

1.1.1 Achtsamkeit im Buddhismus

Die Ursprünge des Begriffs Achtsamkeit im Buddhismus gehen auf die Lehrrede des historischen Buddha Siddharta Gautama, 583 bis 463 v. Chr., von den Grundlagen der Achtsamkeit (Satipatthāna-Sutta) zurück. Somit handelt es sich um ein zentrales Thema der buddhistischen Tradition.

Das Wort »Satipatthāna« selbst stammt aus dem Pali-Kanon, der ältesten schriftlichen Überlieferung des Buddhismus. Der Begriff setzt sich zusammen aus sati – Achtsamkeit und patthāna – Grundlagen, was so viel bedeutet wie Grundlagen oder Ausgangspunkte der Achtsamkeit.

Bekannt wurden die »Grundlagen der Achtsamkeit« durch die Veröffentlichung von Nyanaponika Mahathera (▣ Abb. 1.1), ein buddhistischer Mönch, der 1901 in Deutschland geboren wurde.

Achtsamkeit wird im Buddhismus als unvoreingenommenes, aufmerksames Beobachten betrachtet, das aus verschiedenen Komponenten besteht.

Komponenten der Achtsamkeit:

- Achtsamkeit ist ein bestimmter »Seins-Modus«
- Achtsamkeit erfordert eine bestimmte Haltung der eigenen Erfahrung gegenüber
- Achtsamkeit verwendet bestimmte Techniken
- Achtsamkeit erfordert Ziele und Wirkungen

Dabei unterscheidet sich vor allem der »Seins-Modus« von dem automatischen Handlungskonzept der westlichen Welt, das von verschiedenen Autoren als sogenannter »Autopilotenmodus« betrachtet wird. Dabei werden Handlungen unbewusst und schematisch durchgeführt, ohne emotionale Beteiligung und ohne die ungeteilte Aufmerksamkeit auf den Moment. Innere und äußere Reize werden möglichst ignoriert.

Achtsamkeit wird im Buddhismus als ein natürliches menschliches Potenzial betrachtet, das durch tägliche Übungen der Konzentration, des Loslassens, des Innehaltens und des feinen Beobachtens im Alltag geübt und angewendet werden kann. Sie ist im Buddhismus der Hauptweg zur Erleuchtung.

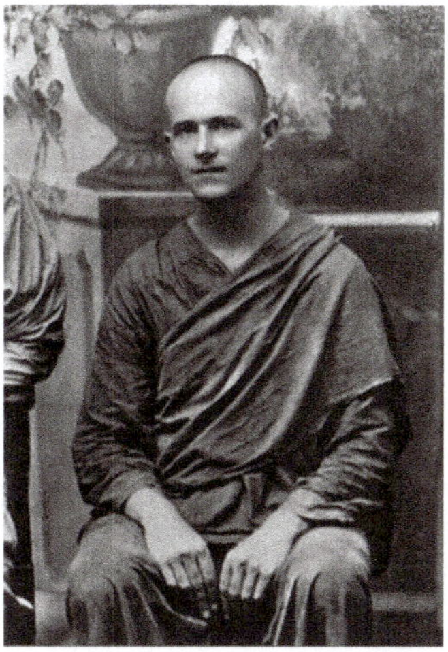

Abb. 1.1 Nyanaponika Mahathera. Autor von »Grundlagen der Achtsamkeit« (Mit freundlicher Genehmigung des Verlags Beyerlein & Steinschulte, Archiv Herrmann Schiewe)

1.1.2 Wahrnehmung im Christentum

In der Bibel finden sich zahlreiche Beispiele für Wahrnehmung. Zentrales Thema des Christentums im Umgang mit Patienten und Pflegebedürftigen ist die christliche Nächstenliebe. Auch die Zehn Gebote geben klare Vorgaben für die Wahrnehmung von Krankheit und Pflegebedürftigkeit, indem sie beispielsweise das Töten verbieten.

Der Begriff Nächstenliebe beinhaltet das Wort Liebe. Unterschieden wird zwischen Gottesliebe, Eigenliebe und Nächstenliebe, wobei die Nächstenliebe auch mit den Begriffen Barmherzigkeit und Hinwendung zu Armen, Kranken und Ausgegrenzten beschrieben wird. Der Nächste kann in diesem Zusammenhang eine vollkommen fremde Person sein. Diese Nächstenliebe hat die historische Entwicklung der Medizin und Pflege deutlich geprägt.

» Ein Schriftgelehrter hatte ihrem Streit zugehört; und da er bemerkt hatte, wie treffend Jesus ihnen antwortete, ging er zu ihm hin und fragte ihn: Welches Gebot ist das erste von allen? Jesus antwortete: Das erste ist: Höre, Israel, der Herr, unser Gott, ist der einzige Herr. Darum sollst du den Herrn, deinen Gott, lieben mit ganzem Herzen und ganzer Seele, mit all deinen Gedanken und all deiner Kraft. Als zweites kommt hinzu: Du sollst deinen Nächsten lieben wie dich selbst. Kein anderes Gebot ist größer als diese beiden. (Markus 12, 28-31) «

Zahlreiche Gleichnisse aus der Bibel beziehen sich auf dieses Gebot, etwa das Gleichnis vom Barmherzigen Samariter (Lukas 10, 25-37). Bereits im 7. Jahrhundert entwickelte sich aus dieser Grundeinstellung

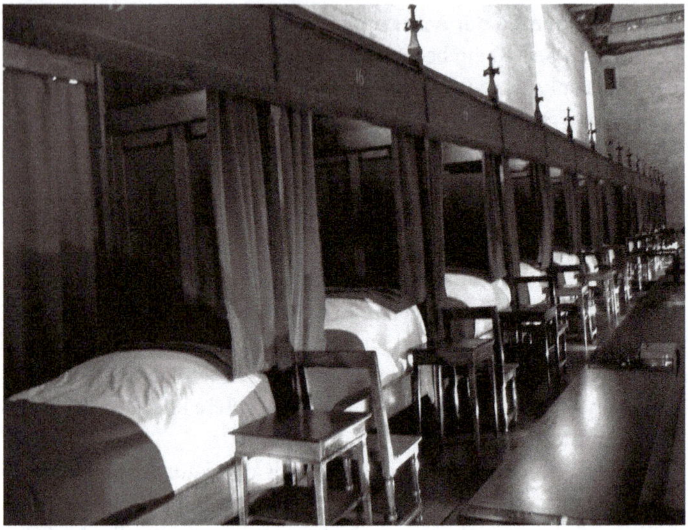

■ **Abb. 1.2 Hôtel Dieu.** Krankensaal im Hôtel Dieu, Beaune (Copyright: Sarah Genner)

den Armen und Kranken gegenüber das »Hôtel Dieu«, ursprünglich Pilgerherbergen in der Nähe von Kathedralen, die die Versorgung von Alten und Kranken übernahmen (■ Abb. 1.2).

Ein Beispiel aus der christlichen Überlieferung, in dem die Wahrnehmung eine direkte Rolle spielt, ist das sogenannte Damaskuserlebnis. Saulus wird blind, weil er Sünder ist, nach seiner Bekehrung kann er wieder sehen und heißt fortan Paulus (▶ Saulus).

In der christlichen Theologie können die Sinnesfunktionen, die Grundvoraussetzung für die Wahrnehmung sind, von Gott gegeben aber auch genommen werden. Der Mensch ist angehalten, mit diesen Gaben verantwortlich umzugehen und sie sinnvoll einzusetzen.

1.1.3 Islam

Im Islam wird der Achtsamkeit ebenfalls eine große Bedeutung beigemessen. So wird beispielsweise darauf hingewiesen, vor den Einflüsterungen des Teufels achtsam zu sein.

Der Sufismus ist eine islamische Strömung, die asketische Tendenzen und eine spirituelle Orientierung beinhaltet, die häufig mit dem Begriff Mystik gleichgesetzt wird. Die Anhänger des Sufismus, Sufi oder Derwische genannt, sind eigentlich unabhängig von einer Religionszugehörigkeit. Oft lebten sie als einzelne Asketen, teilweise in der Wüste, mit wenig Schlaf, ohne sich über Kälte oder Hitze zu beklagen, ohne festen Wohnsitz und fasteten.

Durch diese Entbehrungen soll eine Einheit mit Gott erreicht werden, wobei das eigene Ego aufgegeben wird. Ein berühmter Sufi, Ibn Arabi (1165–1240) bezeichnet in einem seiner zahlreichen Werke 28

Saulus

Unterwegs aber, als er sich bereits Damaskus näherte, geschah es, dass ihn plötzlich ein Licht vom Himmel umstrahlte. Er stürzte zu Boden und hörte, wie eine Stimme zu ihm sagte: Saul, Saul, warum verfolgst du mich? Er antwortete: Wer bist du, Herr? Dieser sagte: Ich bin Jesus, den du verfolgst. Steh auf und geh in die Stadt; dort wird dir gesagt werden, was du tun sollst. Seine Begleiter standen sprachlos da; sie hörten zwar die Stimme, sahen aber niemand. Saulus erhob sich vom Boden. Als er aber die Augen öffnete, sah er nichts. Sie nahmen ihn bei der Hand und führten ihn nach Damaskus hinein. Und er war drei Tage blind und er aß nicht und trank nicht. In Damaskus lebte ein Jünger namens Hananias. Zu ihm sagte der Herr in einer Vision: Hananias! Er antwortete: Hier bin ich, Herr. Der Herr sagte zu ihm: Steh auf und geh zur sogenannten Geraden Straße und frag im Haus des Judas nach einem Mann namens Saulus aus Tarsus. Er betet gerade und hat in einer Vision gesehen, wie ein Mann namens Hananias hereinkommt und ihm die Hände auflegt, damit er wieder sieht. Hananias antwortete: Herr, ich habe von vielen gehört, wie viel Böses dieser Mann deinen Heiligen in Jerusalem angetan hat. Auch hier hat er Vollmacht von den Hohepriestern, alle zu verhaften, die deinen Namen anrufen. Der Herr aber sprach zu ihm: Geh nur! Denn dieser Mann ist mein auserwähltes Werkzeug: Er soll meinen Namen vor Völker und Könige und die Söhne Israels tragen. Ich werde ihm auch zeigen, wie viel er für meinen Namen leiden muss. Da ging Hananias hin und trat in das Haus ein; er legte Saulus die Hände auf und sagte: Bruder Saul, der Herr hat mich gesandt, Jesus, der dir auf dem Weg hierher erschienen ist; du sollst wieder sehen und mit dem Heiligen Geist erfüllt werden. Sofort fiel es wie Schuppen von seinen Augen und er sah wieder; er stand auf und ließ sich taufen. (Apostelgeschichte 9, 3-18)

namhaft im Koran erwähnte Propheten, die dazu beitragen, das mystische Bewusstsein der Menschen zu wecken. Bekannt ist außerdem der Tanz der Derwische mit religiöser Musik.

» Gott verlangt von niemandem mehr, als dass er den Fähigkeiten entspricht, die Er ihm mit auf den Weg gegeben hat. (Koran) «

1.1.4 Judentum

Ähnlich dem Christentum wird auch im jüdischen Glauben zwischen verschiedenen Formen der Liebe zu der eigenen Person oder zu anderen Menschen unterschieden.

Im Talmud findet man außerdem genaue Hinweise, worauf der Gläubige achten soll:

» Achte auf Deine Gedanken, denn sie werden Worte
Achte auf Deine Worte, denn sie werden Handlungen
Achte auf Deine Handlungen, denn sie werden Gewohnheiten
Achte auf Deine Gewohnheiten, denn sie werden Dein Charakter
Achte auf Deinen Charakter, denn er wird Dein Schicksal «

Die Nächstenliebe als Grundlage des Glaubens wird jedoch erst im Neuen Testament der Bibel gezielt benannt. Dennoch sind auch die Gläubigen der jüdischen Religion gehalten, der Wertschätzung von anderen Menschen und deren Bedürfnissen Priorität zu geben.

Des Weiteren gibt es im Talmud auch Aussagen, die sich mit der Wahrnehmung an sich beschäftigen und den Gläubigen darauf hinweisen, die Welt aufmerksam und achtsam zu betrachten.

» Wir sehen die Dinge nicht, wie sie sind, sondern so, wie wir sind. (Talmud) «

1.1.5 Mahloquet Dialog

Der Mahloquet Dialog ist eine Kommunikationsform, bei der durch eine gezielte Fragetechnik im gemeinsamen Dialog Problemlösungen erarbeitet werden. Diese Form der Gesprächsführung ist in jüdischen Synagogen entstanden.

Mahloquet

Inzwischen wird der Mahloquet Dialog auch im Gesundheitswesen eingesetzt, beispielsweise dann, wenn ethische Fragestellungen zu Leben, Sterben, Lebensverlängerung oder Sterbeerleichterung auftreten. Die Beteiligten können dann im gemeinsamen Dialog versuchen, eine Lösung zu finden, die für alle transparent und akzeptabel ist.

Die Achtsamkeit in der Kommunikation spielt im Judentum eine große Rolle. Dieser Gedanke kann direkt auf das Gesundheitswesen übertragen werden (▶ Kap. 3).

1.2 Achtsamkeit in der Psychologie

Die Psychologie beschäftigt sich in diesem Zusammenhang vor allem mit der Erforschung von Phänomenen aus dem Bereich Wahrnehmung. Bekannt geworden sind derartige Experimente auch durch Fernsehshows mit versteckter Kamera.

Eine Person fragt eine andere nach dem Weg und zeigt ihr dabei einen Stadtplan. Die befragte Person erklärt nun eifrig den Weg und zeigt ihn gleichzeitig auf dem Plan. Derweil tragen zwei andere Personen einen Gegenstand vorbei, beispielsweise eine Tür oder eine große Glasscheibe. Schnell wird die Person, die nach dem Weg fragte, gegen eine völlig andere ausgetauscht. Die Testperson erklärt nach der kurzen Unterbrechung weiter, als sei nichts geschehen. Den Austausch der Gesprächspartner bemerkt sie nicht, weil sich ihre Wahrnehmung vollkommen auf den Stadtplan konzentriert.

Fallbeispiel Nadine

Nadine kommt zum Frühdienst. An diesem Tag ist sie die einzige examinierte Fachkraft, da der Mitteldienst wegen eines Krankheitsfalls den Spätdienst übernehmen musste. Nadine ist deshalb auch Ansprechpartnerin für fachliche und organisatorische Fragen. Nach der Übergabe werden die Pflegebedürftigen, die eine grundpflegerische Unterstützung benötigen, den anwesenden Mitarbeitern zugeteilt.

Nadine geht zunächst in das Zimmer von Frau Armbruster, um sie bei der Grundpflege zu unterstützen. Nachdem sie Frau Armbruster begrüßt hat, bereitet sie die notwendigen Utensilien vor. Währenddessen klingelt ihr mobiles Telefon in der Kitteltasche. Die Nachbarstation benötigt dringend eine Sauerstoffflasche. Nadine verlässt das Zimmer und holt die Sauerstoffflasche aus dem Lagerraum. Sie geht zurück zu Frau Armbruster und hilft ihr beim Auskleiden.

Unterdessen klingelt die Notrufanlage. Da Frau Armbruster bereits den Oberkörper entkleidet hat, ignoriert Nadine das Klingeln eine Weile. Als es jedoch nach fast 10 Minuten immer noch klingelt, beschließt sie, kurz nachzusehen. Sie bedeckt den Oberkörper von Frau Armbruster mit einem Handtuch und läuft schnell in das entsprechende Zimmer.

Herr Obermeyer, der geklingelt hat, muss dringend zur Toilette. Nadine verspricht ihm, ihren Kollegen Manuel zu informieren und eilt zurück zu Frau Armbruster. Diese hat inzwischen ihr Gesicht und Teile des Oberkörpers selbst gewaschen. Schnell nimmt ihr die Pflegefachkraft den Waschlappen aus der Hand und übernimmt die weitere Grundpflege.

Nach einiger Zeit klingelt wieder das Telefon. Eine Angehörige möchte sich nach dem Befinden ihres Vaters erkundigen. Nadine gibt eilig Auskunft, um ihre Arbeit fortsetzen zu können. Als sie Frau Armbruster mit Körperlotion einreiben möchte, stellt sie fest, dass die Flasche fast leer ist. Schnell besorgt Nadine eine neue Flasche.

Frau Armbruster schaut sie mitleidig an und sagt: »Sie haben immer so viel Arbeit, das tut mir wirklich leid und dann mache ich Ihnen auch noch so eine Mühe, wenn ich doch nur wieder alles alleine machen könnte!« Nadine beruhigt Frau Armbruster sofort. »Das ist doch kein Problem, ich helfe Ihnen doch gerne.« Nach 16 Minuten verlässt sie das Zimmer von Frau Armbruster. Sowohl Nadine als auch Frau Armbruster sind mit dem Verlauf der Grundpflege nicht zufrieden und angespannt.

Als Nadine vom Frühdienst nach Hause kommt, wird sie von ihrer älteren Tochter stürmisch begrüßt. Eigentlich wollte sie am frühen Abend mit einer Freundin zum Badminton gehen, da aber die jüngere Tochter krank ist, hat der Ehemann von Nadine einige Zeit im Wartezimmer des Kinderarztes verbracht und konnte deshalb weder einkaufen noch kochen. Nadine sagt den Termin mit ihrer Freundin ab. Am Abend sitzt sie mit ihrem Mann erschöpft vor dem Fernseher.

Andere Beispiele für die Komplexität der Wahrnehmung sind optische Täuschungen (▶ Kap. 2).

Eine Vielzahl von Büchern und psychologischen Ratgebern beschäftigt sich mit dem Bereich Wahrnehmung, Achtsamkeit, Selbstmanagement, Zeitmanagement, Mindfulness, »Entschleunigung« und ähnlichen Themen. Dabei stellt sich jedoch immer die Frage der Umsetzbarkeit in den Alltag. Gerade im Gesundheitswesen wird der Arbeitstag geprägt durch Zeitmangel und Leistungsdruck (▶ Fallbeispiel Nadine).

In Ratgebern werden oft Methoden zur Optimierung des Arbeitstags, beispielsweise durch eine geplante Strukturierung durch Zeitmanagement beschrieben (▶ Kap. 11). Diese Ablauforganisation ist in den meisten Einrichtungen des Gesundheitswesens durch unvorhersehbare Notfallsituationen nur bedingt realisierbar. Auch andere Methoden der Stressbewältigung, etwa Atemübungen, Autogenes Training oder Entspannungsübungen sind in medizinisch-pflegerischen Institutionen nur dann durchführbar, wenn die Versorgung der Patienten nicht beeinträchtigt wird.

Die Betrachtung von Achtsamkeit und sozialer Wahrnehmung in der Psychologie in diesem Buch beschäftigt sich deshalb vor allem mit der Beobachtung von Phänomenen, die das soziale Miteinander prägen sowie mit der Beschreibung von alltäglichen Situationen, die beispielhaft aufzeigen, welche Faktoren die soziale Wahrnehmung (► Kap. 2) und die Wertschätzung von Mitmenschen beeinflussen können.

Dabei werden diese psychischen Faktoren der Unaufmerksamkeit und Missachtung (► Kap. 7) nur beschrieben, um auf ähnliche Situationen im eigenen Arbeitsumfeld aufmerksam zu machen, die Sensibilität für Wahrnehmungsprobleme zu schärfen und um die Ursachen der zugrundeliegenden Probleme zu erforschen. Ziel ist dabei die Verbesserung der Wahrnehmung durch die Beobachtung des eigenen Verhaltens, wobei man durchaus auch Verständnis für sich selbst entwickeln und auch für eigenes Fehlverhalten Verständnis aufbringen sollte.

1.2.1 Psychotherapie DBT

Eine verhaltenstherapeutische Intervention ist die dialektische behaviourale Therapie (DBT). Die Betroffenen erlernen bei dieser Therapieform, ihr Verhalten gezielt zu verändern. Sie erwerben neben anderen Fertigkeiten auch die innere Achtsamkeit und den Umgang mit den eigenen Gefühlen. Diese Therapieform wurde von der amerikanischen Psychologieprofessorin Marsha M. Linehan entwickelt und vorwiegend bei Borderline-Persönlichkeitsstörungen eingesetzt.

Ganz allgemein betrachtet sind Achtung, soziale Wahrnehmung und Wertschätzung Grundvoraussetzung für jede erfolgreiche psychotherapeutische Intervention.

1.3 Achtung in der Philosophie

Achtsamkeit, Wertschätzung und Menschenwürde bestimmen die philosophische Literatur und werden in etlichen Werken erwähnt. Stellvertretend für die Ergebnisse der Philosophie wird in diesem Abschnitt das Werk von Immanuel Kant (1724–1804) erläutert, der im Jahre 1785 die »Grundlagen zur Metaphysik der Sitten« veröffentlichte.

1.3.1 Immanuel Kant

In diesem Buch beschäftigte Kant sich intensiv mit den Themen Vernunft, Ethik und Würde und formulierte drei Jahre später die Grundsätze des »Kategorischen Imperativs«. Dieser besteht aus mehreren Formeln, die man in der folgenden Aussage zusammenfassen kann:

» Handle so, dass die Maxime deines Willens jederzeit zugleich als Prinzip einer allgemeinen Gesetzgebung gelten könnte. «

Zunächst klingt diese Aussage gut verständlich und logisch und könnte in dieser Form ohne Weiteres auf das Gesundheitswesen übertragen werden. Die Problematik des kategorischen Imperativs zeigt sich jedoch, wenn man diese Formel anhand eines praktischen Beispiels betrachtet.

Wenn es Ihr Wille ist, im Falle Ihres Hirntodes Organspender zu werden, würde sich aus dem kategorischen Imperativ ergeben, dass ein Gesetz erlassen werden kann, dass jeden Bürger dazu verpflichtet, im Falle seines Hirntodes ebenfalls Organspender zu werden.

Da die Gesetzgebung in derartigen Fragestellungen schnell an moralische Grenzen stößt, werden bei Bedarf auf Antrag Enquetekommissionen gebildet, die, unterstützt von externen Sachverständigen, ethische Fragestellungen ergründen.

1.3.2 Ethikkommission

In ähnlicher Weise arbeiten Ethikkommissionen, die es in verschiedenen Institutionen gibt, beispielsweise in der Bundesärztekammer. So wurden in der Deklaration von Helsinki des Weltärztebundes aus dem Jahre 1975 die ethischen Grundsätze für die medizinische Forschung am Menschen definiert.

Allerdings ist im beruflichen Alltagsleben für die Diskussion um philosophisch-ethische Aspekte von Medizin, Therapie, Pflege und Betreuung wenig Raum, so dass Meinungsverschiedenheiten zwar auftreten und meist auch wahrgenommen werden, eine endgültige Festlegung eines allgemein gültigen Prinzips im Umgang mit diesen Fragestellungen fehlt aber teilweise.

Die Einbindung von Philosophen, Theologen, Psychologen und anderen Experten im Rahmen einer Ethikkommission, wäre in allen Unternehmen, insbesondere aber in Einrichtungen des Gesundheitswesens ein entscheidender Vorteil.

Dabei ist jedoch zu bedenken, dass ethische Fragestellungen in den meisten Fällen nur für den Einzelfall beantwortet werden können. Die Bewertung der individuellen Umstände durch Mitarbeiter des Gesundheitswesens in Kooperation mit anderen Berufsgruppen kann Vorteile für den Betroffenen und seine Angehörigen haben. Ethikkommissionen können auch dazu beitragen, die Vertretbarkeit von Entscheidungen für den einzelnen Mitarbeiter zu erleichtern.

1.4 Mindfulness im Management

Dr. Jon Kabat-Zinn führte in den 70er Jahren den Begriff Mindfulness, also Achtsamkeit in seiner Theorie des »Mindfulness Based Stress Reduction«(MBSR)-Programms ein. Dabei sollen Führungskräfte durch eine veränderte Wahrnehmung erlernen, Stress zu reduzieren und dadurch ihre Leistungsfähigkeit und Kreativität verbessern.

Als Folge einer veränderten Einstellung zu Stresssituationen verändert sich auch der Umgang mit Mitarbeitern. Druck und Angst sollen reduziert werden und dadurch eine verbesserte Arbeitsatmosphäre entstehen.

Soziale Kompetenz, ethische Werte und Achtsamkeit spiegeln sich auch in Visionen, Unternehmensleitbildern und Qualitätsmanagementsystemen wider. Ein Ausdruck von Wertschätzung ist natürlich auch der Umgang mit Mitarbeitern sowie deren Bezahlung.

In den letzten Jahren sind auch im Pflegebereich Leiharbeits- und Zeitarbeitsfirmen wie Pilze aus dem Boden geschossen. Um eine angemessene personelle Besetzung aufrechtzuerhalten greifen immer mehr Gesundheitseinrichtungen auf dieses Angebot zu. Es bleibt jedoch offen, ob ein Mitarbeiter, der nur für einen begrenzten Zeitraum in einer Institution arbeiten wird, überhaupt in der Lage sein kann, sich mit den jeweiligen Leitlinien, Zielen und ethischen Grundsätzen des Unternehmens auseinanderzusetzen oder gar zu identifizieren.

1.5 Situationen im Alltag

Um sich die Auswirkungen von sozialer Wahrnehmung im Alltag bewusst zu machen, werden an dieser Stelle zunächst Beispiele für Unachtsamkeiten beschrieben. Dazu betrachten wir den Tagesablauf einer Beispielperson (▶ Fallbeispiel Frau Müller).

Dieses typische Alltagsbeispiel zeigt, dass kleine Ärgernisse und Herausforderungen in Eskalationen oder Dauerstress münden können. Missverständnisse und unvorhersehbare Situationen bringen den geplanten Ablauf durcheinander und tragen zu einer Belastung bei. Derartige Belastungen müssen nicht immer als negativ empfunden werden, sondern können motivierend und anspornend wirken, sogenannter Eustress (▶ Kap. 11).

Um Distress, also negativen Stress, zu vermeiden oder in Eustress – positiven Stress umzuwandeln, können einfache Übungen durchgeführt werden, die sich gut in die Alltagsroutine integrieren lassen. Grundlage aller Übungen der Achtsamkeit ist das »Zur-Ruhe-kommen«, »Abschalten und Beobachten« und das bewusste Nachdenken über den Alltag.

Allerdings ist es schwierig, in der täglichen Routine Zeitspannen zu finden, in denen man sich einfach zurückzieht und abschaltet. Die

Fallbeispiel Frau Müller

Frau Müller ist 37 Jahre alt, verheiratet und Mutter von zwei Kindern. Sie arbeitet halbtags als Bürokauffrau bei einem Dienstleistungsunternehmen. Wie jeden Morgen steht Frau Müller um 6.30 Uhr auf, um für ihre Familie das Frühstück vorzubereiten. Zunächst geht sie ins Bad, stolpert über die Schmutzwäsche der jüngeren Tochter, die mitten im Raum auf dem Boden liegt. Frau Müller bückt sich und wirft die Wäsche in den Wäschekorb. Anschließend geht sie in die Küche, um für die Kinder die Pausenbrote vorzubereiten.

Inzwischen ist auch Herr Müller aufgestanden und begrüßt seine Frau mit einem knappen »Morgen«. Herr Müller deckt den Tisch und geht dann ins Bad. Frau Müller beginnt inzwischen, die Kinder zu wecken. Nebenher räumt sie die Spülmaschine aus. Währenddessen ruft der ältere Sohn nach seiner Mutter, weil er seine Turnschuhe nicht finden kann. Die Tochter hat noch keine Reaktion auf das Wecken gezeigt. Frau Müller findet die Turnschuhe in der hintersten Ecke des Kleiderschranks und weckt die Tochter aufs Neue. Schnell trinkt sie eine Tasse Kaffee und isst ein paar Cornflakes, während Herr Müller nach dem Autoschlüssel sucht und Frau Müller zuruft, dass er heute etwas später von der Arbeit kommt.

Frau Müller ist gereizt. Für den Nachmittag hatte sie einen größeren Einkauf mit ihrem Ehemann gemeinsam geplant und wollte außerdem einen kurzen Besuch bei der Schwiegermutter abstatten, die nach einer schweren Grippe noch angeschlagen ist. Außerdem sollte sie den Sohn und seinen Freund zum Eishockeytraining bringen und die Tochter zum Kieferorthopäden begleiten.

Frau Müller eilt zu ihrem Auto, um festzustellen, dass sie vom Nachbarn eingeparkt wurde, und ärgert sich über diese Unverschämtheit. Sie klingelt am Nachbarhaus und ruft gehetzt in die Sprechanlage, dass sie schleunigst zur Arbeit muss. Während sie zu ihrem Auto zurückläuft, wird sie immer ärgerlicher, weil jede Minute Verspätung im morgendlichen Berufsverkehr weitere Verzögerungen zur Folge hat.

Endlich sitzt Frau Müller im Auto und lässt sich den Arbeitstag, der vor ihr liegt, durch den Kopf gehen. Für ihren Chef muss sie noch eine Präsentation für ein Meeting am Nachmittag überarbeiten. Eigentlich sollte der neue Kollege diese Aufgabe übernehmen, irgendwie hat er jedoch kurzfristig mitgeteilt, dass er es zeitlich nicht mehr schafft. Frau Müller wollte stattdessen einen Abschlussbericht ihrer Arbeitsgruppe verfassen, die die Verbesserung der Dienstleistungsqualität unter dem Aspekt Kundenservice überprüfen sollte. Am Ende hatte sie das Gefühl, sich als einzige Mitarbeiterin in dieser Arbeitsgruppe aktiv einzubringen. Obwohl einige vom Team regelmäßig zu den Treffen erschienen, verbrachten die meisten Teammitglieder die Zeit mit Nörgeln, Plaudern oder Abschalten. Die anderen Gruppenmitglieder kamen sehr unregelmäßig.

Frau Müller fragt sich deshalb, warum sie sich eigentlich immer von anderen ausnutzen lässt. »Vielleicht bin ich einfach zu gutmütig, aber ich möchte ja auch keine halben Sachen machen. Andererseits passiert es durch den Zeitdruck ohnehin schon viel zu oft, dass bei der Arbeit oder zuhause etwas liegenbleibt.«

Noch während Frau Müller vor dem Büro einen Parkplatz sucht, ist ihre Stimmung gedrückt. Dennoch betritt sie lächelnd ihren Arbeitsplatz und begrüßt die anwesenden Kollegen mit einem aufrichtigen Lächeln. Der Arbeitstag verläuft positiv und Frau Müller verlässt ihr Büro mit einem positiven Gefühl. Auf dem Heimweg fährt sie noch kurz beim Supermarkt vorbei, um etwas für das Mittagessen einzukaufen. Frau Müller packt eilig ein paar Lebensmittel in ihren Wagen und stellt sich an der Kasse an. Völlig in Gedanken versunken legt sie die Einkäufe auf das Band und wird von der Verkäuferin aufgefordert, ihre Tasche anzuheben und zu öffnen. »Warum eigentlich, sehe ich etwa aus wie ein Ladendieb?«, empört sie sich, öffnet aber trotzdem gehorsam ihre Tasche. Hinterher ärgert sie sich über sich selbst, man sollte sich nicht immer alles gefallen lassen.

Nachdem sie die Einkaufstasche in den Kofferraum gepackt hat, fährt Frau Müller schnell nach Hause, um das Essen vorzubereiten. An der Ampel bremst ihr Vordermann abrupt ab, als das Signal auf gelb schaltet. »Idiot« schimpft Frau Müller und tritt ebenfalls fest auf die Bremse.

Zuhause schneidet sie schnell noch ein paar Tomaten und wirft sie in den fertig gekauften Salat. Dabei denkt sie, dass es eigentlich viel gesünder wäre, nur frische Lebensmittel zu verwenden. Als die Tochter aus der Schule kommt, lässt sie den Ranzen direkt hinter der Tür fallen und jammert »Schon wieder Nudeln, Mama? Ich habe in Mathe eine 4- im Test geschrieben.« Sie seufzt und antwortet: »Da wird der Papa sich nicht wirklich freuen, wo er so mit dir geübt hat.«

Kurz darauf kommt auch der Sohn nach Hause, lässt seine Tasche fallen, ruft: »Lecker, Nudeln!« und nimmt im Vorbeigehen ein paar Nudeln aus der Schüssel. »Training ist heute übrigens schon um 6 Uhr, wir haben am Freitag ein wichtiges Spiel.« Nachdem Frau Müller ihren Sohn zum Training gefahren hat und mit der Tochter beim Kieferorthopäden war, kommt ihr Mann nach Hause. »Heute war ein furchtbarer Tag, um alles muss man sich selbst kümmern, sonst klappt nichts. Und wie war es bei dir?« möchte er wissen. »Naja«, antwortet Frau Müller »wie immer«.

»Warst du etwa noch nicht bei meiner Mutter, sie braucht doch dringend Eier und Tesafilm!«, erbost sich Herr Müller als das Telefon klingelt. »Auf dich ist eben kein Verlass! Wenn ich dich einmal um einen Gefallen bitte.« Frau Müller wird wütend. In diesem Moment fällt ihr Blick zur Decke und ihr fallen die Spinnweben in den Ecken auf. Auch die Fenster müssten dringend geputzt werden. Frau Müller explodiert: »Bin ich hier für alles ganz alleine zuständig? Mir hilft ja auch niemand, Hauptsache das Essen steht auf dem Tisch!«, schreit sie und beginnt zu schluchzen. Herr Müller kann den Ausbruch nicht verstehen und kontert: »Soll das heißen, dass ich nichts mache? Ich tue wirklich, was ich zeitlich schaffen kann, mehr geht eben nicht.« Den Rest des Abends verbringen Müllers verärgert und schweigsam.

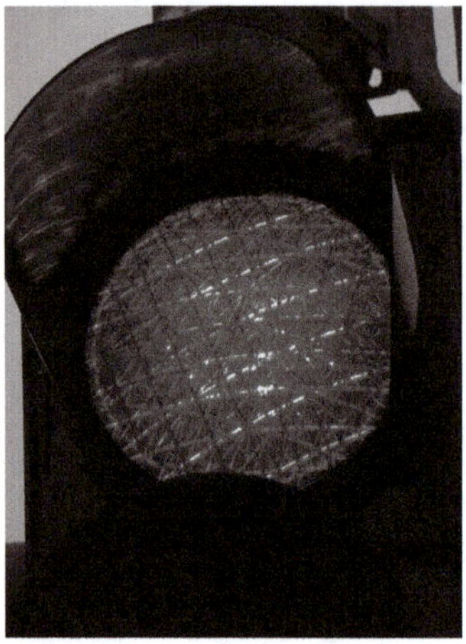

Abb. 1.3 Rote Ampel. Verknüpfen Sie eine Aufgabe mit diesem Signal (Copyright: Gabi Schoenemann/pixelio.de)

Übung: Rote Ampel
Trainiert die Reflexion
Hilfsmittel: Rote Ampel
Dauer: wenige Minuten

folgenden Übungen sollen dazu beitragen, auf gezielte Art Achtsamkeit zu trainieren.

1.5.1 Ampelübung

Die Ampelübung ist eine schnell einsetzbare, gut geeignete Übung, die dazu beiträgt, Alltagsstress zu verarbeiten.

Rote Ampel

Wenn Sie nach der Arbeit auf dem Heimweg sind, können Sie jede rote Ampel nutzen, um die gerade erlebten Situationen des Arbeitstags kurz zu reflektieren. Dabei wirkt die Ampel wie ein Signal, mit dem Sie eine bestimmte Aufgabe verbinden.

Analog zu dem eigentlichen Signal, das eine rote Ampel vermittelt (Abb. 1.3), also »Stehen bleiben«, können Sie selbst weitere Signale verknüpfen. Beispielsweise kann das Ampelsignal mit Gymnastik- oder Atemübungen zur Entspannung verbunden werden.

Eine weitere Möglichkeit besteht darin, das Ampelsignal mit einer gezielten Reflexion zu verknüpfen. Dabei können Fragestellungen bearbeitet werden, wie: »Was war heute besonders ärgerlich und nervenaufreibend?«, oder: »Was ist mir heute besonders gut gelungen?«, bzw.: »Worüber habe ich mich heute besonders gefreut?«

Selbstverständlich können Sie die Übung auch als Radfahrer oder Fußgänger durchführen. Wenn Sie mit öffentlichen Verkehrsmitteln unterwegs sind, kann das Haltesignal oder das Erreichen einer Haltestelle als Signal genutzt werden. Im Idealfall nutzen Sie die gesamte Fahrt zur Verarbeitung der Erlebnisse und steigen dann vollkommen entspannt an Ihrem Ziel aus. Sie haben den Arbeitstag verarbeitet und können sich komplett auf Ihr Privatleben einstellen.

Wenn Sie die Ampelübung einige Male durchgeführt haben, benötigen Sie das Signal der roten Ampel wahrscheinlich gar nicht mehr. Sie können dann spontan positive und negative Erlebnisse bewusst reflektieren.

Eine Erweiterung der Ampelübung ist die »Innere Ampel« (▶ Kap. 2.4).

1.5.2 Short-Date

Eine weitere unkomplizierte Übung ist das tägliche Short-Date. Gemeint ist damit eine regelmäßige, kurze Verabredung mit sich selbst.

Übung: Short Date
Trainiert die Entspannung
Hilfsmittel: keine
Dauer: 5 bis 10 Minuten

Short Date

Verabreden Sie sich jeden Tag für 5 bis 10 Minuten mit sich selbst, um Ihre Gedanken zu sortieren, zur Ruhe zu kommen und über den bisherigen Tagesverlauf nachzudenken bzw. den weiteren Ablauf zu planen.

Halten Sie sich dabei an folgenden Ablauf:

1. Legen Sie eine Uhrzeit für Ihr Short-Date fest. Halten Sie sich unbedingt an diesen Termin, wenn Sie dazu neigen, Termine zu vergessen, stellen Sie einen Wecker oder Ihr Handy.
2. Wählen Sie einen angenehmen Ort, beispielsweise die Gartenbank oder einen bequemen Sessel.
3. Setzen Sie sich bequem und entspannt hin.
4. Denken Sie an nichts.
5. Achten Sie darauf, was Ihnen spontan einfällt und fragen Sie sich, warum.
6. Wenn Sie nicht abschalten können, stellen Sie sich selbst Fragen:
   - Was ist mir heute gut gelungen?
   - Was lief nicht so gut?
   - Worüber habe ich mich gefreut?
   - Was möchte ich heute noch schaffen?
   - Wie kann ich das bewältigen?
   - Welche Person hat heute einen bleibenden Eindruck bei mir hinterlassen?

Wenn Sie das Gefühl haben, dass Ihr Alltag chaotisch und desorganisiert ist, kann eine tägliche Verabredung mit sich selbst dazu beitragen, Ruhe und Ordnung in den Tagesverlauf zu bringen.

Vermutlich wird es schwierig sein, ein Short-Date am Arbeitsplatz durchzuführen. Sinnvoll ist es dann, zuhause einen Zeitpunkt zu finden, an dem Sie diese Übung machen können (▫ Abb. 1.4).

1.5.3 Positiv Denken

Sowohl bei Ihrem Short-Date als auch im Allgemein ist es vorteilhaft, eine positive Denkweise einzuüben. Dies ist natürlich abhängig von Ihrer Grundeinstellung und Ihrem Charakter. Auch wenn Sie ein pessimistisch denkender Mensch sind, können Sie trainieren, Ihre Gedanken bewusst in positive Bahnen lenken.

Übung: Positiv
Trainiert die Haltung
Hilfsmittel: keine
Dauer: variabel

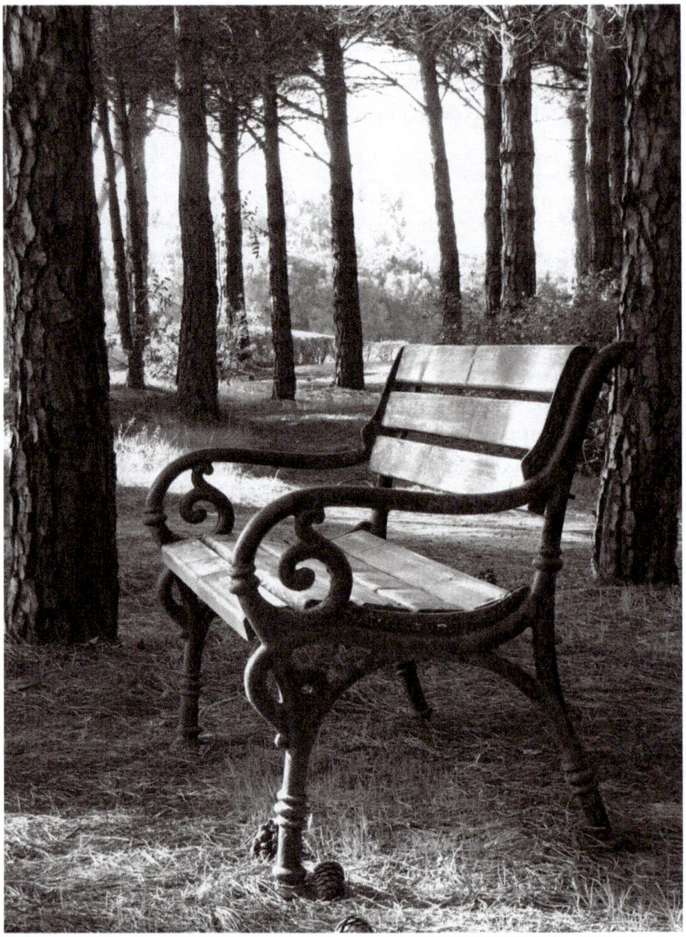

Abb. 1.4 **Verabredung.** (Copyright: Rainer Sturm/pixelio.de)

Positiv

Zwingen Sie sich, unangenehme oder negative Gedanken in positiver Weise umzuwandeln. Sie erreichen eine positive Einstellung, wenn Sie lernen, sich selbst zu mögen.

Versuchen Sie dabei, positive Ansatzpunkte in Ihrem Alltagsleben gezielt aufzuspüren. Mit Sicherheit finden Sie einige Aspekte in Ihrem Leben, auf die Sie bewusst stolz sein können.

Positiv

An dieser Stelle finden Sie verschiedene Aussagen zum Thema positive Aspekte des Lebens, die beispielhaft für positive Gefühle und Stolz stehen könnten:

- Ich bin stolz auf meine Kinder.
- Ich übe eine sinnvolle Tätigkeit aus.
- Ich kann mich gut in andere Menschen hineinversetzen.
- Ich bewahre auch in schwierigen Situationen die Ruhe.
- Ich habe in meinem Beruf Wissen und Erfahrung erworben.
- Ich bin im Kontakt mit anderen Menschen unterhaltsam.
- Meine Gäste fühlen sich wohl bei mir.
- Ich kann sehr gut kochen.
- Ich bin zuverlässig und gut strukturiert.
- Trotz meiner körperlichen Einschränkung, kann ich meinen Lebensunterhalt erarbeiten.
- Ich bin sportlich und attraktiv.
- Ich bin in meinem Fachgebiet Experte.
- Ich bin ehrenamtlich tätig.

Auch wenn Sie keinen effektiven Erfolg empfinden, wird Ihre positive Grundeinstellung einen unbewussten Effekt bewirken.

1.5.4 Entrümpeln

Gerümpel ist belastend. Sowohl reales Gerümpel im Keller oder im Speicher als auch »Gerümpel« im Alltag. Dabei handelt es sich um Tätigkeiten und Pflichten, die man ausübt, ohne deren Sinn zu hinterfragen.

Zum einen entwickelt jeder Mensch im täglichen Tagesablauf Gewohnheiten, deren Sinn bei genauerer Betrachtung nicht nachvollziehbar ist, zum anderen entwickeln sich auch am Arbeitsplatz gewisse Routinen und Zuständigkeiten, die dann als normal empfunden werden.

Beispiele für Gerümpel im Alltag:

- Ausüben von Tätigkeiten, die nicht dringend notwendig sind, etwa Auto waschen oder Straße kehren am Samstag
- Teilnahme an Veranstaltungen, die uninteressant sind, beispielsweise der Besuch einer Karnevalsveranstaltung, die sie überhaupt nicht interessiert
- Ausüben von Hobbies, die keine Freude mehr bereiten
- Kontakt halten zu Menschen, zu denen man keine Beziehung hat

Beispiele für Gerümpel am Arbeitsplatz:

- Routinetätigkeiten, die keinen Sinn machen, etwa Betten machen bei jedem Patienten im Krankenhaus
- Zuständigkeiten, die nicht überprüft werden, etwa Statistiken erstellen, die nicht ausgewertet werden

Übung: Entrümpeln
Trainiert die Wahrnehmung
Hilfsmittel: Papier und Stift
Dauer: variabel

Entrümpeln

Wenn Sie Ihren Alltag entrümpeln möchten, schreiben Sie eine Woche lang jeden Abend auf, was Sie den Tag über gemacht haben. Nach einer Woche kontrollieren Sie das Ergebnis, in dem Sie sich bei jedem Punkt auf der Liste fragen, warum Sie dies gemacht haben und ob es eine sinnvolle Tätigkeit war.

Bei Tätigkeiten, die Sie als sinnvoll erachten, können Sie überprüfen, ob diese Aufgabe tatsächlich von Ihnen persönlich ausgeübt werden muss. Sinnlose Tätigkeiten können Sie streichen oder durch sinnvolle Aufgaben ersetzen.

Wenn es Ihnen nicht gelingt, die Alltagsroutine zu entrümpeln, beginnen Sie mit der Entrümpelung des Kellers oder des Speichers. Derartige Tätigkeiten geben neuen Schwung, der dann für den Alltag zur Verfügung steht.

1.5.5 Beppo Straßenkehrer

In dem Buch »Momo« von Michael Ende wird erzählt, wie der Straßenkehrer Beppo seine Arbeit erledigt (▶ Beppo Straßenkehrer).

Versuchen Sie, die Denkweise von Beppo Straßenkehrer auf Ihren Alltag zu übertragen. Möglicherweise ist es hilfreich, immer nur an den nächsten Schritt zu denken, ohne dabei das Gesamtziel aus den Augen zu verlieren.

Werden Sie langsam!

Übung: Beppo Straßenkehrer
Trainiert die Haltung
Hilfsmittel: keine
Dauer: variabel

Wenn Sie in Ihrem Alltag das Gefühl der Überforderung und Erschöpfung kennen, dadurch gar nicht mehr wissen, was Sie zuerst machen sollen, gereizt und deprimiert reagieren und deswegen die Achtsamkeit den Patienten gegenüber, aber auch die Wahrnehmung Ihrer eigenen Person und der Menschen in Ihrem Umfeld verloren geht, ist das Erstellen einer To-do-Liste eine ähnliche Vorgehensweise, wie die Denkweise von Beppo Straßenkehrer.

Beppo

Nutzen Sie diese Methode »Beppo Straßenkehrer«, um den Alltag zu strukturieren und Ihre Gedanken auf das Wesentliche zu fokussieren.

Beppo Straßenkehrer

Er fuhr jeden Morgen lange vor Tagesanbruch mit seinem alten, quietschenden Fahrrad in die Stadt zu einem großen Gebäude. Dort wartete er in einem Hof zusammen mit seinen Kollegen, bis man ihm einen Besen und einen Karren gab und ihm eine bestimmte Straße zuwies, die er kehren sollte.

Beppo liebte diese Stunden vor Tagesanbruch, wenn die Stadt noch schlief. Und er tat seine Arbeit gern und gründlich. Er wusste, es war eine sehr notwendige Arbeit.

Wenn er so die Straßen kehrte, tat er es langsam, aber stetig: Bei jedem Schritt einen Atemzug und bei jedem Atemzug einen Besenstrich.

Dazwischen blieb er manchmal ein Weilchen stehen und blickte nachdenklich vor sich hin. Und dann ging es wieder weiter: Schritt – Atemzug – Besenstrich. Während er sich so dahin bewegte, vor sich die schmutzige Straße und hinter sich die saubere, kamen ihm oft große Gedanken. Aber es waren Gedanken ohne Worte, Gedanken, die sich so schwer mitteilen ließen wie ein bestimmter Duft, an den man sich nur gerade eben noch erinnert, oder wie eine Farbe, von der man geträumt hat. Nach der Arbeit, wenn er bei Momo saß, erklärte er ihr seine großen Gedanken. Und da sie auf ihre besondere Art zuhörte, löste sich seine Zunge, und er fand die richtigen Worte.

»Siehst du, Momo«, sagte er dann zum Beispiel, »es ist so: Manchmal hat man eine sehr lange Straße vor sich. Man denkt, die ist so schrecklich lang; das kann man niemals schaffen, denkt man.«

Er blickte eine Weile schweigend vor sich hin, dann fuhr er fort: »Und dann fängt man an, sich zu beeilen. Und man eilt sich immer mehr. Jedes Mal, wenn man aufblickt, sieht man, dass es gar nicht weniger wird, was noch vor einem liegt. Und man strengt sich noch mehr an, man kriegt es mit der Angst, und zum Schluss ist man ganz außer Puste und kann nicht mehr. Und die Straße liegt immer noch vor einem. So darf man es nicht machen.«

Er dachte einige Zeit nach. Dann sprach er weiter: »Man darf nie an die ganze Straße auf einmal denken, verstehst du? Man muss nur an den nächsten Schritt denken, an den nächsten Atemzug, an den nächsten Besenstrich. Und immer wieder nur an den nächsten.«

Wieder hielt er inne und überlegte, ehe er hinzufügte: »Dann macht es Freude; das ist wichtig, dann macht man seine Sache gut. Und so soll es sein.«

Und abermals nach einer langen Pause fuhr er fort: »Auf einmal merkt man, dass man Schritt für Schritt die ganze Straße gemacht hat. Man hat gar nicht gemerkt wie, und man ist nicht außer Puste.«
Er nickte vor sich hin und sagte abschließend: »Das ist wichtig.« (Aus dem Buch »Momo« von Michael Ende)

1.5.6 Routine

Der Alltag wird zum großen Teil geprägt durch Routinetätigkeiten, die man ohne größeres Nachdenken durchführen kann. Bei einigen Aufgaben, die man tagtäglich ausübt, kann man sogar vollkommen »das Gehirn ausschalten«.

Routinetätigkeiten im Alltag:

- Putzen (Abb. 1.5)
- Duschen
- Kartoffel schälen
- Rasieren und Zähne putzen
- Rasen mähen
- Mit dem Hund spazieren gehen
- Spülmaschine ausräumen

Routinetätigkeiten bei der Arbeit

- Reinigungsarbeiten
- Umkleiden
- Hauswirtschaftliche Tätigkeiten
- Software-Update
- Kopieren

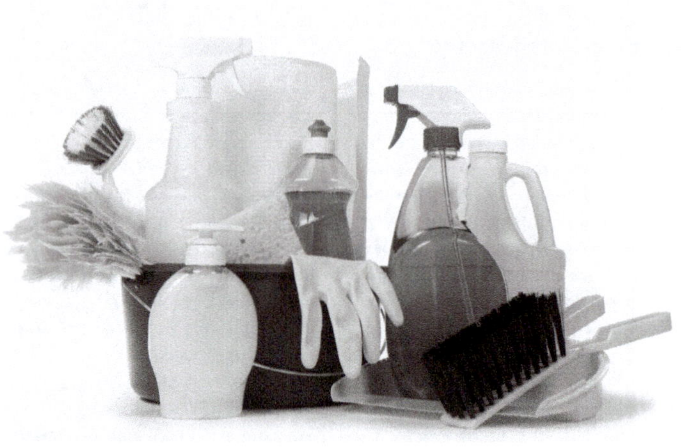

Abb. 1.5 **Putzen.** (Copyright: photos.com)

- Kaffee kochen
- Ortswechsel, Arbeitsweg

Übung: Routine
Trainiert die Spontaneität
Hilfsmittel: keine
Dauer: variabel

Oftmals schweifen die Gedanken bei der Ausübung von solchen Tätigkeiten ab und man beschäftigt sich in Gedanken mit aktuellen Problemen und entwickelt spontan kreative Ideen, Geistesblitze und Lösungsmöglichkeiten.

Routine

Nutzen Sie Routinetätigkeiten, um gezielt Problemlösungen zu erarbeiten. Bevor Sie die Tätigkeit beginnen, stellen Sie sich bewusst eine Frage, die Sie momentan beschäftigt. Sobald Ihnen ein wichtiger Gedanke in den Kopf kommt, schreiben Sie diesen auf.

1.5.7 Belohnung

Verhaltensänderungen können durch Belohnungen oder Bestrafungen erreicht werden. Gelegentlich beobachtet man an sich selbst Verhaltensweisen, die als unerwünscht oder störend empfunden werden. Diese Verhaltensweisen sind sowohl im Alltagsleben als auch am Arbeitsplatz identisch.

Unerwünschte Verhaltensweisen:
- Ich bin träge.
- Ich bin zu langsam.
- Ich habe keine Lust.
- Ich finde keinen Anfang.
- Ich beginne eine Tätigkeit und kann sie dann nicht abschließen.
- Ich bin antriebslos.

- Ich werde hektisch und vergesse dann wichtige Dinge.
- Ich kann mich nicht entscheiden.
- Ich verschiebe Dinge gerne auf einen späteren Zeitpunkt.

Unerwünschte Verhaltensweisen, die man an sich selbst beobachtet, sind deprimierend und führen zu einem Gefühl der Verstimmung und des Versagens.

Übung: Belohnung
Trainiert die Einstellung
Hilfsmittel: Belohnung, Papier, Stift
Dauer: variabel

Belohnung

Man kann trainieren, unerwünschtes Verhalten abzustellen, wenn man sich selbst beobachtet hat. Von Vorteil ist es, negatives Verhalten durch Belohnung zu beenden.

Ähnlich wie bei guten Vorsätzen an Silvester, funktioniert das Training nur dann, wenn man genau plant, was man tun möchte und in welcher Form.

Das Verhaltenstraining durch Belohnung kann nach folgendem Schema durchgeführt werden:

1. Notieren Sie, was Sie an sich selbst stört.
2. Legen Sie einen Beobachtungszeitraum fest.
3. Überlegen Sie sich eine Belohnung, die Sie sich gönnen möchten, wenn Sie erfolgreich waren.
4. Beobachten Sie nun über den festgelegten Zeitraum Ihr eigenes Verhalten.
5. Schummeln Sie nicht!
6. Wenn Sie Ihr Ziel erreicht haben, genießen Sie Ihre Belohnung, wenn nicht, beginnen Sie von vorn.

Auch persönliche Merkmale können in dieser Weise beeinflusst werden. Da es sich jedoch um angeborene oder erworbene Charaktereigenschaften handeln kann, ist das Training häufig langwierig und man neigt zu Rückfällen. Deshalb sollte man auch nach einem erfolgreich abgeschlossenen Verhaltenstraining durch Belohnung in gewissen Abständen überprüfen, ob das positive Ergebnis noch andauert.

Mögliche Charaktereigenschaften:

- Ich bin launisch.
- Ich bin jähzornig.
- Ich bin stimmungslabil und verhalte mich dann ungerecht.
- Ich reagiere unangemessen auf Kritik.
- Ich erwarte zu viel von anderen und zu wenig von mir selbst.

Oftmals reicht es aus, derartige Charaktereigenschaften zu erkennen und sich selbst einzugestehen. Selbstverständlich sollte das Ziel immer sein, negative Eigenschaften abzulegen, da der berufliche Umgang mit Menschen solche Eigenarten eigentlich nicht zulässt, insbesondere dann, wenn man vorwiegend mit hilfsbedürftigen Menschen zu tun hat. Andererseits begreifen Patienten den Mitarbeiter im Gesundheitswesen auch als Person mit Stärken und Schwächen und können diese akzeptieren, wenn sie offen kommuniziert werden.

Sich einer anderen Person gegenüber für ein unangemessenes Verhalten zu entschuldigen und dies zu begründen, ist für den Betroffenen meist besser nachvollziehbar als zu »schauspielern« und sich zu verstellen.

1.5.8 Realitätscheck

Unangemessene Verhaltensweisen und extreme Stresssituationen im Alltag können zu einer negativen Einstellung gegenüber der eigenen Person, gegenüber dem sozialen Umfeld und gegenüber der eigenen Tätigkeit führen.

Diese negativen Gefühle bei äußern sich dann gegenseitig auch in der Kommunikation (▶ Kap. 3), beispielsweise durch dahin gesagte Aussagen, die andere Personen verletzen können.

Negative Kommunikation:

- Ich bekomme bald einen Herzinfarkt.
- Ich mach das alles nicht mehr mit.
- Du bringst mich noch ins Grab.
- Ich suche mir einen anderen Job.
- Ich schaffe das nicht mehr.
- Ich finde Sie unmöglich.
- Ich lasse mich scheiden.
- Ich möchte nichts mehr von Ihnen hören.

Übung: Realitätscheck
Trainiert die Wahrnehmung
Hilfsmittel: keine
Dauer: variabel

Jeder Mensch kommt in Situationen, in denen er Dinge sagt, die er überhaupt nicht so meint. In diesem Fall kann ein aufmerksamer, achtsamer Umgang mit sich selbst und anderen wiederhergestellt werden, indem man einen Realitätscheck durchführt.

Realität

Realitätscheck: Achten Sie auf Ihre Kommunikation: Werden Sie wirklich einen Herzinfarkt bekommen oder die Scheidung einreichen, weil etwas nicht gut gelaufen ist? Spüren sie derartige Aussagen auf und hinterfragen Sie die Ursache. Versuchen Sie, unrealistische Aussagen aus ihrem Sprachgebrauch zu eliminieren.

Wenn Sie den Realitätscheck erfolgreich durchgeführt haben und sensibel auf Ihre eigenen Aussagen reagieren, können Sie im nächsten Schritt daran arbeiten, die auslösenden Gefühle zu identifizieren, und Bewältigungsstrategien erarbeiten, die Sie anwenden, wenn Sie diese Gefühle an sich selbst bemerken.

Lernziele

- In diesem Kapitel haben Sie Grundlagen der Achtsamkeit und Übungen kennengelernt, für Situationen, die Ihnen im Alltag begegnen.
- Betrachten Sie nun noch einmal die beiden Beispiele von Frau Müller und Nadine. Welche Übungen würden Sie den beiden empfehlen? Könnten Sie sich vorstellen, dass der Alltag dadurch beeinflusst wird?
- Welche Übung könnten Sie selbst durchführen, wenn Sie Unachtsamkeit an sich beobachten?

Soziale Wahrnehmung

2

» Gleichgültigkeit ist die mildeste Form der Intoleranz. (Karl Jaspers) «

Um die Beeinträchtigungen sozialer Wahrnehmung zu verstehen, muss man vorab die Bedingungen der Wahrnehmung im Allgemeinen betrachten. Was gehört zum normalen Wahrnehmungsprozess und wodurch kann dieser behindert werden?

Darüber hinaus wird die Wahrnehmung im sozialen Kontext betrachtet: Wie wird eine Person wahrgenommen? Welche sozialen Rollen hat diese Person inne? Welche psychologischen Effekte beeinflussen die Wahrnehmung von Personen? Wie wirken sich Vorurteile auf unsere Wahrnehmung aus?

Schließlich soll eine bewusste Wahrnehmung ermöglicht werden. Dabei können die oben genannten Faktoren, etwa Aufmerksamkeit, Konzentration, Reflexion oder Emotion eine Rolle spielen. Das Ziel der bewussten und achtsamen Wahrnehmung von Personen und Situationen in ihrem sozialen Kontext wird dadurch ermöglicht.

2.1 Was bedeutet Wahrnehmung?

Prinzipiell bedeutet Wahrnehmung die Aufnahme, Weiterleitung und Verarbeitung von Sinnesreizen. Empfindungen der Sinnesorgane werden über Rezeptoren aufgenommen. Im Zentralen Nervensystem (ZNS) werden diese Impulse organisiert und interpretiert sowie im Gedächtnis gespeichert.

Die Sinnesorgane, die Informationen aus der Umwelt aufnehmen, arbeiten kontinuierlich und parallel.

Sinne:

- Sehen
- Hören
- Tastsinn
- Geruchssinn
- Geschmackssinn
- Gleichgewichtssinn, Lage und Bewegung des Körpers im Raum

Das ZNS verarbeitet deshalb ständig Reize aus der Umgebung und aus dem Körper selbst. Diese Reize werden mit Emotionen und Erfahrungen verknüpft und lösen eine Reaktion aus.

Reize können auch unbewusst verarbeitet werden. Dabei löst ein unmerklicher, kurzer Reiz zwar keine Wahrnehmung aus, er kann jedoch ein Gefühl verursachen. Dieses Phänomen wird beispielsweise in der Werbung genutzt. Dabei werden subliminale, also unterschwellige Reize eingesetzt, um eine unbewusste Beeinflussung zu erreichen.

Auch im Gesundheitswesen kann beobachtet werden, dass ein Reiz nur unbewusst wahrgenommen wird und durch eine Emotion das Verhalten von Akteuren beeinflusst.

Marie ist in einem ambulanten Pflegedienst beschäftigt. Sie betreut seit kurzer Zeit Frau Kramer, die an einer schweren Nierenfunktionsstörung erkrankt ist. Immer, wenn Marie Frau Kramers Wohnung betritt, fühlt sie sich unwohl, ohne dass sie bewusst erklären könnte, warum dies der Fall ist. Nach einiger Zeit stellt Marie fest, dass sie sehr ungern zu Frau Kramer geht und versucht herauszufinden, was sie an Frau Kramer stört. Schließlich stellt sie fest, dass der Geruch in der Wohnung der Auslöser für ihr unangenehmes Gefühl im Kontakt mit Frau Kramer ist.

Sie denkt darüber nach und bemerkt, wie sehr Gerüche ihre Gefühle von Sympathie oder Antipathie beeinflussen. So wird ihr bewusst, dass sie sehr gerne zu Herrn Pestalozzi geht, bei dem es schon an der Wohnungstür immer nach frisch gekochtem Kaffee riecht.

Im Verlauf der Informationsaufnahme, -verarbeitung und der ausgelösten Reaktion können Fehler auftreten. Bekannt ist dieses Phänomen beispielsweise, wenn verschiedene Personen nach ihrer Wahrnehmung befragt werden.

Am Marktplatz hat sich einen Autounfall ereignet. Da zum Zeitpunkt des Unfalls gerade Markt war, sind etliche Zeugen anwesend. Sie beschreiben ihre Wahrnehmung:

Zeuge 1: Der Fahrradfahrer mit der blauen Mütze hat zu spät gebremst, so dass der rote Mercedes ihn von hinten erwischt hat. Der Fahrradfahrer ist dann sofort aufgestanden und weggefahren. Er war nicht verletzt und etwa 35 Jahre alt.

Zeuge 2: Ich habe es genau gesehen, der Autofahrer war viel zu schnell und hat das Fahrrad deshalb brutal umgefahren. Das Fahrrad war total kaputt. Trotzdem hat der junge Mann es dann weiter geschoben. Er konnte ja kaum laufen und hat stark aus der Nase geblutet.

Zeuge 3: ich bin hinter dem silbernen Mercedes ganz langsam hergefahren, als dieser plötzlich bremste. Zum Glück konnte ich auch noch rechtzeitig bremsen, sonst wäre ich voll hinten drauf gefahren. Der Fahrradfahrer hat geschimpft, obwohl der silbernen Mercedes ihn gar nicht berührt hat. Der alte Mann hat sich eben erschreckt. Aber eigentlich ist ja gar nichts passiert, nur sein schwarzer Hut ist auf den Boden gefallen. Er hat ihn aufgehoben und ist dann schimpfend weiter gefahren.

Zeuge 4: Ja. ich habe alles gesehen, der Fahrer von dem roten Opel war total besoffen und hat zuerst den Fahrradfahrer vom Rad geholt und danach ist er gegen den Bordstein geknallt.

Außerdem kennen wir die fehlerhafte Informationsaufnahme bei der Betrachtung von optischen Täuschungen (▪ Abb. 2.1).

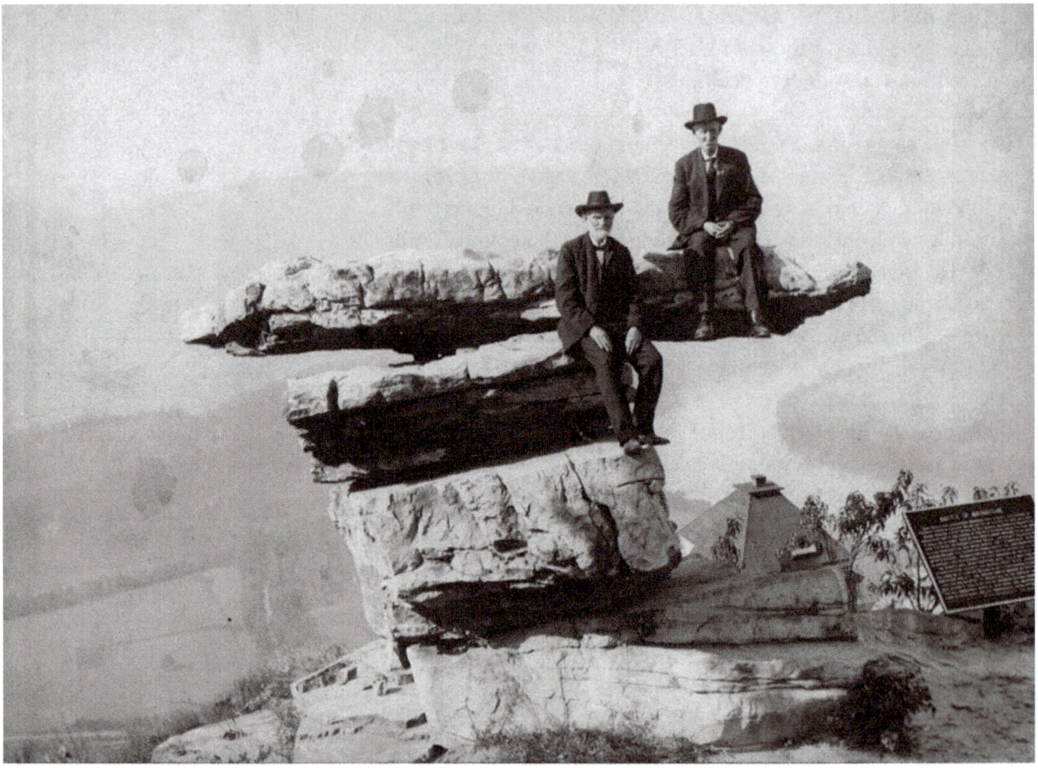

Abb. 2.1 Optische Täuschung. Lookout Mountain, Umbrella Rock, Chattanooga Tennessee (Copyright: Fred Clark, mit freundlicher Genehmigung der Lost Gallery Collection)

2.1.1 Sensorische Adaptation

Wenn ein Reiz über einen längeren Zeitraum aus der Umgebung einwirkt, wird er durch das ZNS ausgeblendet und nicht mehr bewusst wahrgenommen.

Wenn Sie einen Blumenladen oder eine Parfümerie betreten, fällt Ihnen normalerweise ein deutlicher Geruch auf. Bei unangenehmen Gerüchen fragen Sie sich eventuell sogar, wie man diesen Geruch überhaupt ertragen kann. Sobald Sie sich jedoch für einige Minuten in dieser Umgebung aufhalten, können Sie den Geruch gar nicht mehr feststellen.

In Ihrer alltäglichen Umgebung fallen Ihnen Gegenstände an Ihrem gewöhnlichen Platz gar nicht auf. Lediglich Veränderungen der Umgebung dringen in das Bewusstsein, beispielsweise ein neues Möbelstück oder ein Gegenstand, der sich nicht an seinem Platz befindet.

Wenn Sie morgens zur Arbeit gehen, nehmen Sie alltägliche Reize nicht bewusst war. Sie legen den Weg zurück, ohne Ihre Umgebung zu beachten, Sie betreten Ihren Arbeitsplatz, ohne über diesen Ort nachzudenken und Sie begrüßen Ihre Kollegen, ohne deren Aussehen und Verhalten zu beachten.

Die Wahrnehmung der gewohnten Umgebung wird nur bewusst, wenn sich Dinge offensichtlich verändern oder wenn die Umgebung gewollt bewusst betrachtet wird.

Auf dem Weg zur Arbeit fallen Ihnen Veränderungen sofort auf. Sie ärgern sich über die Umleitung durch eine Baustelle, Sie wundern sich, dass die Ampel nicht grün wird, Sie riechen auf dem Parkplatz, dass der Rasen gemäht wurde, Sie riechen und sehen sofort, dass der Eingangsbereich frisch gestrichen wurde, Sie stellen fest, dass die Kollegin eine neue Brille trägt, und Sie hören, dass der Klingelton des Telefons verstellt wurde.

Die emotionale Verfassung beeinflusst die Wahrnehmung ebenfalls. Freude, Trauer, Aufregung, Ärger, Wut oder Gleichgültigkeit können dazu beitragen, dass Reize sofort wahrgenommen werden oder kaum ins Bewusstsein vordringen.

Achtsamkeit bedeutet aber, sich innerlich auf seine Umwelt einzustellen und zu konzentrieren, auch wenn starke Emotionen die bewusste Wahrnehmung beeinträchtigen.

2.1.2 Wahrnehmung des Patienten

In einer vollkommen fremden Umgebung muss der Patient sich zurechtfinden. Das ist besonders schwierig, wenn er unter Einschränkungen der Wahrnehmungsfähigkeit leidet, etwa Sehstörungen, Einschränkungen des Gehörs oder Veränderungen des Gleichgewichts.

Anamnese

Bei Patienten, die zum ersten Mal Kontakt mit einer Institution des Gesundheitswesens haben, sollte deshalb auf eine erhöhte Sturzgefahr, auf Orientierungsprobleme und auf Unterstützung in der Eingewöhnungsphase geachtet werden.

Kognitive Probleme und Kommunikationsstörungen, wie bei Patienten, die an einer Demenz erkrankt sind, können zu Hilflosigkeit und Verzweiflung führen.

Insbesondere bei immobilen Patienten, die unter einer Reizverarmung leiden, sollte bedacht werden, welche Wahrnehmungen vorhanden sind. Vor allem die optischen Reize sind stark reduziert, man

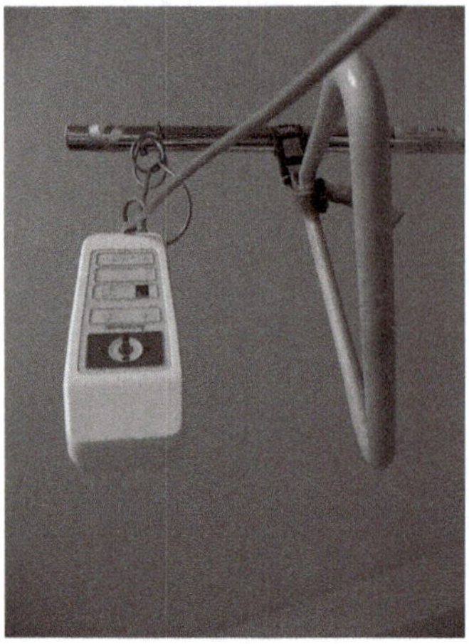

■ **Abb. 2.2 Wahrnehmung von immobilen Patienten.** Blick aus dem Bett (Copyright: Gaby Schoenemann/ pixelio.de)

Übung: Augen-Kamera
Trainiert die Wahrnehmung
Hilfsmittel: keine
Dauer: wenige Minuten

kann dies überprüfen, in dem man den Blick des Patienten im Bett in alle Richtungen verfolgt (■ Abb. 2.2).

Analog zur optischen Wahrnehmung sind auch die anderen Sinnesreize betroffen.

2.2 Wahrnehmung fördern

Eine bewusste Wahrnehmung können Sie trainieren. Hilfreich ist es zu Beginn, Übungen durchzuführen, die die Wahrnehmung fördern. Später kann es ausreichend sein, einfach an eine bewusste Wahrnehmung zu denken.

Kamera

Stellen Sie sich vor, Ihre Augen würden wie eine Videokamera Ihre Umgebung filmen. Überall, wohin Sie schauen, nimmt die »Augen-Kamera« alle Bilder auf. Schließen Sie Ihre Augen und versuchen Sie, Ihre Umgebung vor Ihrem inneren Auge vorbeiziehen zu lassen.

Öffnen Sie anschließend die Augen und schauen Sie, ob Ihre innere Vorstellung der tatsächlichen Außenwelt entspricht.

Diese Übung kann in der gewohnten Umgebung durchgeführt werden, funktioniert aber auch in einer völlig fremden Umgebung, beispielsweise bei einer Zugfahrt oder in der Fußgängerzone einer fremden Stadt.

Am Beispiel der Zugfahrt können Sie gut nachvollziehen, wie der Gemütszustand die Wahrnehmung beeinflusst (▶ Fallbeispiel Zugfahrt).

Übertragen Sie nun die Informationen auf Ihren Arbeitsbereich:

Versuchen Sie sich verschiedene Situationen vorzustellen, die Ihnen möglicherweise begegnen, wenn Sie morgens Ihren Arbeitsplatz betreten:

1. Sie kommen wie jeden Morgen zur Arbeit und öffnen die Tür. Nehmen Sie wahr, wie die Räumlichkeiten aussehen, wie sie riechen, wie die Beleuchtung, die Farbgebung und die Atmosphäre ist?
2. Sie haben verschlafen und kommen 10 Minuten zu spät zur Arbeit. Nehmen Sie die Umgebung beim Betreten der Räume wahr?
3. Sie sind als Teilzeitkraft beschäftigt und hatten 4 Wochen Urlaub. Beim Betreten der Räume haben Sie gleichzeitig ein gewohntes sowie ein ungewohntes Gefühl. Was fällt Ihnen auf?
4. Sie hatten am Tag zuvor eine Auseinandersetzung mit einer Kollegin, mit der Sie sich nicht gut verstehen. In den letzten Monaten hatte sich das gesamte Team in zwei »verfeindete« Lager

Fallbeispiel Zugfahrt

Überlegen Sie sich verschiedene Situationen, warum Sie mit dem Zug unterwegs sind und was Sie in dieser Situation wahrnehmen:

1. Sie fahren von Frankfurt nach Berlin, um dort einen Vortrag zu halten. Sie haben die Reise frühzeitig gebucht und sitzen bequem in der 1. Klasse. Die Fahrzeit möchten Sie nutzen, um Ihre Unterlagen noch einmal durchzugehen. Der Zugbegleiter serviert Ihnen Kaffee, Sie sind entspannt und arbeiten konzentriert. Ihre Umgebung nehmen Sie kaum wahr. Könnten Sie nach der Ankunft die Farbe der Sitzpolster oder das Aussehen Ihres Sitznachbarn bzw. des Zugbegleiters beschreiben?
2. Ihr Zug hat plötzlich 40 Minuten Verspätung. Sie werden unruhig, weil Sie nicht wissen, ob Sie noch pünktlich den Anschluss im Nahverkehr erreichen. Eigentlich wollten Sie vor dem Vortrag Ihr Gepäck ins Hotel bringen und sich umziehen. Sie fragen den Zugbegleiter nach der voraussichtlichen Ankunftszeit. Dieser antwortet, Sie würden rechtzeitig informiert werden. Ist Ihnen nun die Farbe der Polster bewusst und könnten Sie das Aussehen des Zugbegleiters beschreiben?
3. Sie fahren nach Berlin, um eine kranke Tante zu besuchen. Eigentlich hatten Sie nie ein besonders inniges Verhältnis, nachdem Sie jedoch von der plötzlichen, schweren Krankheit der alten Dame gehört haben, fühlen Sie sich verpflichtet, nach ihr zu sehen. Die Fahrkarte mussten Sie kurzfristig buchen und bezahlten entsprechend viel dafür. Sie fahren in einem völlig überfüllten Zug der 2. Klasse und müssen zweimal umsteigen. Da Sie ziemlich überstürzt aufbrechen mussten, haben Sie weder ein Buch zum Lesen eingepackt noch den Weg zum Krankenhaus überprüft. Interessieren Sie sich für die Sitzpolster oder den Zugbegleiter?
4. Sie fahren nach Berlin, um dort eine Jugendfreundin zu besuchen, die Sie seit vielen Jahren nicht gesehen haben. Sie freuen sich beide auf das Wiedersehen und haben zuvor schon geplant, was Sie gemeinsam unternehmen möchten. Auf der Fahrt blättern Sie in einem Reiseführer und in einem alten Fotoalbum. Dabei fallen Ihnen etliche gemeinsame Erlebnisse ein. Können Sie nach der Ankunft die Farbe der Polster oder das Aussehen des Zugbegleiters beschreiben?
5. Sie sitzen in einer Gruppe von Fußballfans, die lautstark und mit viel Alkohol den Sieg ihrer Mannschaft feiern. Wie sieht Ihr Sitznachbar aus? Erinnern Sie sich an die Farbe der Sitzpolster?
6. In Berlin treffen Sie den Zugbegleiter in einer Menschenmenge. Würden Sie ihn ohne Uniform wiedererkennen?

gespalten. Sie wissen, dass Sie an diesem Tag nur mit Kollegen auf dem Dienstplan stehen, die Ihnen gegenüber eine ablehnende Haltung zeigten. Interessieren Sie sich beim Betreten der Räume für Ihre Umgebung? Können Sie die Atmosphäre fühlen?

5. Sie wissen, dass in Ihrem heutigen Dienst Mitarbeiter krankheitsbedingt ausgefallen sind und Sie in einer Minimalbesetzung arbeiten werden. Sie haben direkt nach der Arbeit noch einen wichtigen Termin und möchten deshalb pünktlich gehen. Sie betreten Ihren Arbeitsplatz eilig und sind schon innerlich angespannt. Welche Wahrnehmungen haben Sie für die Umgebung und Atmosphäre?

Wenn Sie Ihren Tätigkeitsbereich genauer betrachten, können Sie feststellen, dass die Wahrnehmung auch durch andere Dinge beeinflusst wird. Dabei zeigen sich Besonderheiten vor allem dann, wenn die Tätigkeit im Kontakt mit anderen Personen stattfindet. Diese Form der Wahrnehmung wird auch als soziale Wahrnehmung bezeichnet.

2.3 Soziale Wahrnehmung

Unter sozialer Wahrnehmung versteht man die Beachtung von Personen in ihrem sozialen Kontext. Durch die Tatsache, dass jede Person verschiedene soziale Rollen einnimmt, ergibt sich ein soziales Gefüge, das das Verhalten des Einzelnen bestimmt.

Zunächst sollte man sich bewusst machen, wie viele verschiedene soziale Rollen man übernimmt und wie diese Rollen das eigene Verhalten bestimmen.

Wenn wir Nadine (▶ Kap. 1.3) genauer betrachten, können wir folgende soziale Rollen direkt erkennen:

Nadine ist als Schichtleitung eine verantwortungsbewusste und zuverlässige Fachkraft. Für ihre Familie übernimmt sie die Rolle einer liebevollen Mutter und einer verlässlichen Partnerin. Ihren Eltern und Geschwistern erscheint sie als vergessliche, überforderte Tochter und Schwester, auf die man sich nicht immer verlassen kann. Als Freundin gilt sie als unternehmenslustig und spontan. Für ihre Nachbarn ist sie eine unordentliche Frau, die jedoch sehr hilfsbereit ist. Ihr Vorgesetzter empfindet Nadine als still und zurückhaltend, die Kollegen betrachten sie als leistungsfähig aber launisch. Aus Sicht der Patienten ist Nadine sehr freundlich, hilfsbereit, offen und einsatzbereit.

Die Rollendefinitionen einer Person werden durch Emotionen, soziale Normen und Handlungen der Person beeinflusst. Das Verhalten der Person in einer bestimmten Rolle wird von den Kontaktpersonen analysiert und interpretiert. Im Vordergrund steht dabei die Fragestellung: Warum verhält diese Person sich so?

Sobald das soziale Umfeld eine Antwort auf diese Frage gefunden hat, wird das Verhalten der Person in ihrer sozialen Rolle bevorzugt unter diesem Aspekt betrachtet.

Nadine ist gereizt. Ihr Ehemann ist der Meinung, dass sie bei der Arbeit zu viele Überstunden gemacht hat und deshalb erschöpft ist. Die Kinder vermuten, dass sie verärgert ist, weil sie ihr Zimmer nicht aufgeräumt haben. Die Kollegen gehen davon aus, dass ihr ein schwerer Fehler unterlaufen ist, wodurch ein Patient zu Schaden kam. Sie trauen sich jedoch nicht, sie darauf anzusprechen. Der Vorgesetzte denkt, dass die Arbeit ihr gleichgültig geworden ist. Ihre Mutter geht davon aus, dass sie in die Wechseljahre kommt und überzeugt den Vater und die Geschwister von ihrer Meinung. Die Nachbarn glauben, dass sie Ärger mit ihrem Vermieter hat, da dies schon häufiger der Grund für Ärger und Wut war. Ihre Freundin vermutet, dass sie sich in einen gemeinsamen Bekannten verliebt hat. Alle Beteiligten empfinden ihre Interpretation schlüssig und vermutlich zutreffend.

Aus der Sicht von Nadine stellt sich die Ursache ihrer Verstimmung vollkommen anders dar.

Dabei ergibt sich eine Wechselwirkung aus Erwartungen an die Person und Handlungen durch die Person. Durch die soziale Rolle werden bestimmte Erwartungen an die Person gestellt, die gewisse Verhaltensweisen nach sich ziehen sollten. Das Handeln der Person wiederum weckt bestimmte Erwartungen in seinem sozialen Umfeld.

Nadine muss als Mutter besorgt sein, wenn ihre Kinder nicht pünktlich vom Spielen zurückkommen. Als Kollegin sollte sie jederzeit bereit sein, einzuspringen, wenn personelle Ausfälle auftreten. Als Ehefrau sollte sie immer bereit sein, die Probleme ihres Mannes anzuhören und zu verstehen. Die Nachbarn erwarten eine ordentliche Hausfrau, die das Treppenhaus gründlich reinigt. Ihre Eltern sehen sie als treusorgende Tochter, die sie im Alter versorgt und immer für sie da ist. Ihre Freundin erwartet, dass sie ihr offen mitteilt, was sie bewegt.

Auch die Person selbst stellt Erwartungen an ihre Handlungen, wobei diese durch emotionale Färbungen beeinflusst werden.

Nadine erwacht bester Laune, schaut aus dem Fenster und freut sich über das herrliche Frühlingswetter. Sie fühlt sich beschwingt und voller Energie und beginnt sofort, ein ausgiebiges Frühstück für ihre Familie vorzubereiten. Da sie heute Spätdienst hat, möchte sie mit den Kindern vor der Arbeit noch zum Spielplatz gehen und packt eilig alles ein. Bester Stimmung erscheint sie an ihrem Arbeitsplatz. Die Mitteilung, dass eine Kollegin erkrankt ist, bringt sie nicht aus der Ruhe. Sie kümmert sich liebevoll um ihre Patienten und verlässt am Abend mit einem Gefühl der Zufriedenheit die Station. Nach der Arbeit macht sie es sich mit ihrem Mann und einem Glas Wein auf dem Sofa bequem und schaut einen Film. Mit dem Verlauf des Tages ist sie zufrieden und findet, dass sie ihren Alltag gut bewältigen kann. Sie erwartet von sich selbst, geduldig, ausgeglichen und gut organisiert zu sein, und hat das Gefühl, diese Erwartung vollständig erfüllt zu haben.

Dagegen ein ganz anderes Szenario:

Nadine erwacht mit Kopfschmerzen. Schnell füllt sie zwei Schüsseln mit Cornflakes für die Kinder und beschränkt sich auf eine Tasse Kaffee zum Frühstück. Danach kümmert sie sich um die Wäsche, so dass die Zeit für ihre Kinder knapp wird. Deshalb setzt sie die beiden vor den Fernseher und schaltet das Kinderprogramm ein. Als sie zur Arbeit fahren muss und den Fernseher ausschalten möchte, fangen die Kinder an zu quengeln. Abgehetzt kommt Nadine zur Arbeit und ärgert sich, dass ihre Kollegin schon wieder krank ist. Sie vermutet, dass die Kollegin gar nicht wirklich krank ist, und ärgert sich darüber, dass sie selbst mit Kopfschmerzen zur Arbeit geht. Da die Patienten der Kollegin mitbetreut werden müssen, fühlt sie sich gehetzt und arbeitet oberflächlich. Erschöpft kommt sie abends zuhause an und stellt fest, dass ihr Mann den Nachbarn zum Fußball gucken eingeladen hat. Frustriert beginnt sie zu bügeln und ärgert sich dabei über den Verlauf des Tages. Sie erwartet von sich selbst, nicht alles hinzunehmen und selbstbewusster zu handeln. Warum sie diese Erwartung nicht erfüllt hat, kann sie sich nicht erklären.

Die Beeinflussung des Verhaltens einer Person durch die emotionale Verfassung zeigt auch die folgende Geschichte.

Die Geschichte vom Hammer oder Wie Vor-Urteile entstehen und sich verfestigen:

» Ein Mann will ein Bild aufhängen. Den Nagel hat er, nicht aber den Hammer. Der Nachbar hat einen. Also beschließt unser Mann, hinüberzugehen und ihn auszuborgen. Doch da kommt ihm ein Zweifel: Was, wenn der Nachbar mir den Hammer nicht leihen will? Gestern schon grüßte er mich nur so flüchtig. Vielleicht war er in Eile. Aber vielleicht war die Eile nur vorgeschützt und er hat etwas gegen mich. Und was? Ich habe ihm nichts angetan; der bildet sich da etwas ein. Wenn jemand von mir ein Werkzeug borgen wollte, ich gäbe es ihm sofort. Und warum er nicht? Wie kann man einem Mitmenschen einen so einfachen Gefallen abschlagen? Leute wie dieser Kerl vergiften einem das Leben. Und dann bildet er sich noch ein, ich sei auf ihn angewiesen. Bloß weil er einen Hammer hat. Jetzt reicht's mir wirklich. – Und so stürmt er hinüber, läutet, der Nachbar öffnet, doch bevor er »Guten Tag« sagen kann, schreit ihn unser Mann an: »Behalten Sie Ihren Hammer, Sie Rüpel!« «

» Wieder in seiner Wohnung sitzt er da mit seinem Bild in der Hand – enttäuscht und verzweifelt über seine Mitmenschen. Und er beschließt ganz fest: »Nie wieder sprech ich einen an!« (Paul Watzlawick) «

Es ist erkennbar, dass die Wahrnehmung im Allgemeinen und die soziale Wahrnehmung im Speziellen durch einige Faktoren beeinflusst werden.

Faktoren, die die Wahrnehmung beeinflussen:

- Aufmerksamkeit
- Konzentration
- Reflexion
- Adaptation (▶ Abschn. 2.1.1)
- Emotion und Rollenerwartungen (▶ Abschn. 2.3)
- Persönliche Faktoren, z. B. Haltung, Erziehung, Werte, Einstellung

2.4 Soziale Wahrnehmung im Gesundheitswesen

Alle Akteure im Gesundheitswesen übernehmen eine soziale Rolle, die mit bestimmten Erwartungen verbunden ist. Diese Erwartungen sind gesellschaftlich beeinflusst und abhängig von der Aufgabe und dem Berufsstand.

2.4.1 Patient

Erwartungen an den Patienten werden von den Personen gestellt, die die Behandlung und Pflege übernehmen aber auch von Angehörigen und Bezugspersonen.

Daraus ergibt sich, dass der Patient nach Möglichkeit kooperativ ist und alle Anordnungen befolgt, er sollte außerdem geduldig und verständnisvoll sein. Er muss motiviert sein, möglichst schnell gesund zu werden oder möglichst wenig Unterstützung in Anspruch zu nehmen. Der Patient darf nicht zu anspruchsvoll sein. Verhaltensregeln sollten akzeptiert und berücksichtigt werden, ohne dass sie mehrfach erklärt werden müssen. Der Patient sollte außerdem sämtliche Informationen über seine Person und seine Vorgeschichte wahrheitsgemäß preisgeben.

Wenn der Patient einzelnen Erwartungen nicht entspricht, wird schnell unterstellt, dass er unmotiviert sei und Leistungen in Anspruch nimmt, die ihm nicht zustehen. Dabei spielt es häufig keine Rolle, aus welchem Grund der Patient diese Erwartungen nicht erfüllt.

Gelegentlich erlebt man immer noch, dass unerwünschte Verhaltensweisen des Patienten mit Floskeln wie »Sie sind hier nicht im Hotel!« beantwortet werden.

2.4.2 Mitarbeiter

Die soziale Rolle der Personen, die im Gesundheitswesen beschäftigt sind, wird durch das Berufsbild bestimmt und ist historisch gefärbt.

Deshalb erwarten Gesellschaft und Betroffene, dass der Arzt souverän ist und alles weiß, die Pflegekraft sollte geduldig und aufopfernd sein, die Therapeuten müssen kompetent sein und sofort zur Verfügung stehen. Erwartungen werden außerdem an organisatorische und administrative Bereiche gestellt. Wichtig ist es den Leistungsempfängern, dass eine zielgerichtete Kommunikation stattfindet, dass Behandlungsabläufe reibungslos organisiert werden und dass bei möglichst unbürokratischem Verlauf eine lückenlose Dokumentation erfolgt.

Wenn der Mitarbeiter die in ihn gesetzten Erwartungen nicht komplett erfüllt, gilt er ebenfalls als unmotiviert, inkompetent oder überheblich. Auch hier wird die Ursache nicht berücksichtigt oder kann von Betroffenen und Gesellschaft gar nicht erkannt werden.

Durch Berichte in den Medien werden den Mitarbeitern im Extremfall sogar Versagen oder betrügerische Absichten unterstellt. Ein immer noch existierendes Vorurteil gegenüber Mitarbeitern im Gesundheitswesen ist die Feststellung »Die trinken den ganzen Tag Kaffee!«

2.5 Einflüsse auf die soziale Wahrnehmung

Um die Wahrnehmung verändern zu können, muss zunächst genauer betrachtet werden, welche Faktoren einen Einfluss auf Wahrnehmung und soziale Interaktion besitzen. Im Anschluss können diese Faktoren gezielt verändert werden.

Zusätzlich zu emotionalen Faktoren wurden verschiedene Effekte speziell untersucht. Besonders relevant für den achtsamen Umgang mit Patienten und Pflegebedürftigen sind einige psychologische Phänomene.

Effekte, die die soziale Wahrnehmung beeinflussen:

- Halo-Effekt
- Pygmalion-Effekt
- Vorurteile
- Fundamentaler Attributionsfehler

2.5.1 Halo-Effekt

Beim Halo-Effekt, auch Hof-Effekt genannt, handelt es sich um einen Wahrnehmungseffekt, der dadurch entsteht, dass bestimmte Eigenschaften andere Wahrnehmungen »überstrahlen«. Daher kommt auch der Name Halo, der einen Lichteffekt durch Eiskristalle bezeichnet. Halo stammt vom griechischen »halos« und bezeichnet den Lichtring um Sonne oder Mond.

In der Wahrnehmungspsychologie wurde festgestellt, dass herausragende Eigenschaften einer Person, beispielsweise eine auffallende Attraktivität, dazu führen, dass die Person in ihrer Gesamtheit unter dem Aspekt der herausragenden Eigenschaft bewertet wird. Aus diesem Grund nennt man diesen Effekt auch Heiligenschein-Effekt (Abb. 2.3).

So wurden beispielsweise in einem Versuch des amerikanischen Psychologen Edward Thorndike (1874-1949) im ersten Weltkrieg Soldaten von ihren Vorgesetzten bewertet. Dabei zeigte sich, dass besonders gut aussehende Soldaten in allen Bereichen viel besser beurteilt wurden als ihre Kameraden.

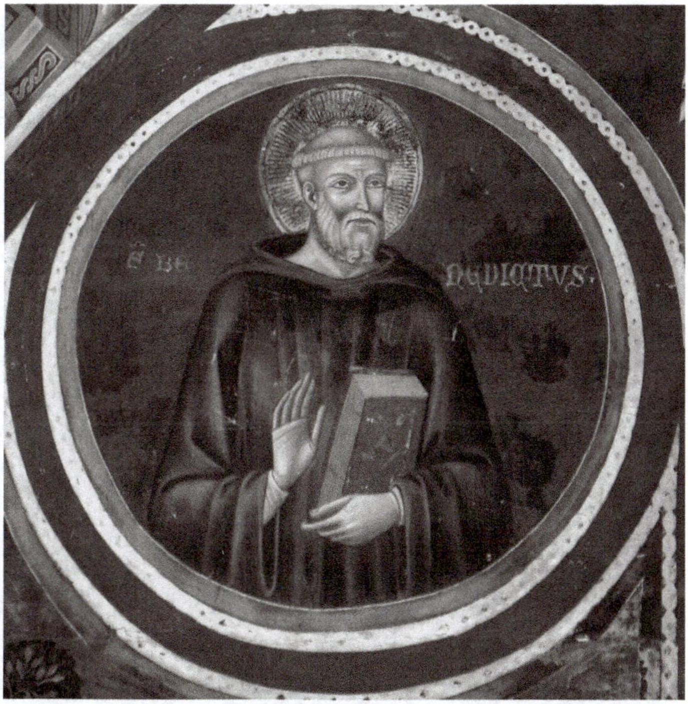

Abb. 2.3 Heiligenschein. Hl. Benedikt von Nursia, Kloster Subiaco, Italien

Dieser Wahrnehmungsfehler spielt auch eine Rolle, wenn Eigenschaften aus der sozialen Rolle einer Person abgeleitet werden. Dabei werden Rückschlüsse auf Charaktereigenschaften der Person gezogen, die auf optischen Eindrücken oder dem Wissen um die soziale Herkunft beruhen.

Herr von Dasselhof ist Gutsbesitzer und stammt aus einer angesehenen Familie. Er befindet sich stationär in einem Krankenhaus. Auf seiner Station wird ein Patient ohne festen Wohnsitz aufgenommen, für den kein Bett in einem Zimmer mehr vorhanden ist. Der Dienstarzt und die Pflegefachkraft beraten, was zu tun ist:

Dr. Peter: »Den Herrn Metzger können wir ja jetzt nicht zu Herrn von Dasselhof ins Zimmer legen.«

Die Pflegekraft Beate: »Nein, das geht gar nicht, bestimmt hat er irgendeine ansteckende Krankheit und wenn er heute Nacht unruhig wird ...«

Dr. Peter: »Ja, dann legen wir ihn besser gleich auf den Gang.«

Sowohl der gehobene soziale Status als auch die vermeintliche Herkunft aus der Unterschicht werden ohne Begründung mit Charaktereigenschaften der Person verknüpft.

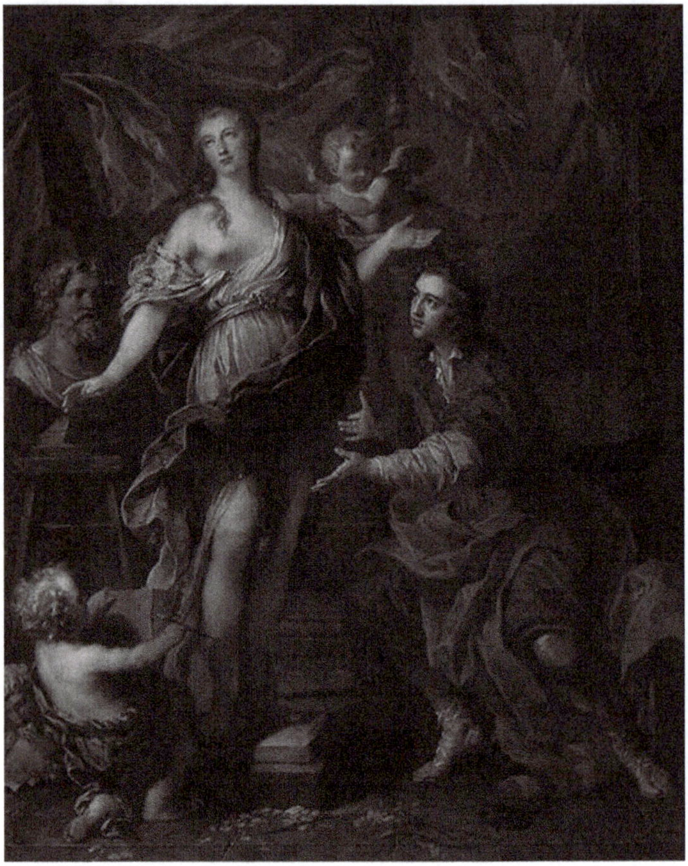

Abb. 2.4 Pygmalion und Galatea

2.5.2 Pygmalion-Effekt

Wahrscheinlich war Pygmalion ein König und Künstler aus Zypern, der in der Antike lebte und – von den Frauen enttäuscht – eine weibliche Statue erschuf, die seinem Idealbild entsprach. Diese Statue wird von der Göttin Aphrodite zum Leben erweckt (Abb. 2.4).

Der Pygmalion-Effekt oder Rosenthal-Effekt geht zurück auf die Untersuchungen des amerikanischen Psychologen Robert Rosenthal (geb. 1933) und der Schulleiterin Leonore Jacobson aus dem Jahre 1965. Diese untersuchten den Einfluss der Erwartungen auf die Bewertung und Entwicklung von Schülern zweier Grundschulklassen. Dabei wurde den Lehrern mitgeteilt, verschiedene Schüler seien überdurchschnittlich intelligent, obwohl dies nicht zutreffend war. Tatsächlich wurde nach einem Jahr festgestellt, dass die Schüler von den Lehrern nicht nur besser bewertet wurden, sondern dass sich ihr Intelligenzquotient messbar erhöht hatte. Ähnliche Versuche wurden auch mit angeblich schlauen und dummen Ratten durchgeführt.

Der Pygmalion-Effekt besagt also, dass die Einstellung und der Umgang mit einer Person abhängig sind von der Erwartung an die Person.

Der Pygmalion-Effekt entspricht einer sich selbsterfüllenden Prophezeiung. Diese geht zurück auf den amerikanischen Soziologen Robert K. Merton (1910–2003), der verschiedene Versuche hierzu durchführte. Dabei konnte unter anderem festgestellt werden, dass auch Gerüchte einen ähnlichen Effekt verursachen können.

Dieses Phänomen lässt sich auch im Gesundheitswesen beobachten.

Pygmalion-Effekt bei Patienten

Die Erwartung, die Sie an einem Patienten haben, beeinflusst Ihr Empfinden seines tatsächlichen Verhaltens. Normalerweise bekommen Sie schon vor dem ersten Kontakt Informationen über die Person, beispielsweise durch Übergabegespräche, durch Arztbriefe und Verlegungsberichte oder durch Ankündigungen der abgebenden Klinik und Gespräche mit Angehörigen.

Dadurch wird nicht nur Ihre Beobachtung beeinflusst, sondern auch der Umgang mit dieser Person. Diese Beeinflussung hat einen direkten Effekt auf das Verhalten des Patienten.

Frau Weber wird Ihnen als besonders anspruchsvolle und wenig kooperative Patientin in der Übergabe beschrieben. Gleich nach Beginn Ihres Dienstes klingelt Frau Weber innerhalb kurzer Zeit zweimal und klagt über Beschwerden. Sie versuchen, auf ihre Beschwerden einzugehen und beruhigen sie geduldig. Beim dritten Klingeln werden Sie ungehalten. Sie weisen Frau Weber daraufhin, dass Sie noch einige andere Patienten zu betreuen haben und sie sich ab sofort nur noch im Notfall zu melden habe.

Auch das Vorhandensein einer Diagnose kann Ihre Erwartungen beeinflussen. So erwarten Sie beispielsweise beim Vorliegen eines Karzinoms, dass der Patient unter starken Schmerzen leiden müsse und seine Prognose infaust sein muss.

Frau Hering wurde 1973 wegen eines Mamma-Karzinoms behandelt. Damals wurde eine Ablation der rechten Brust durchgeführt. Inzwischen lebt Frau Hering in einem Pflegeheim. In den letzten Wochen hatte sie kaum Appetit und hat an Gewicht verloren. Aus diesem Grund wird ein Gespräch mit den Angehörigen, dem Pflegepersonal und dem Hausarzt geführt. Dabei soll die Fragestellung nach einer PEG-Anlage diskutiert werden. Mitarbeiter Thomas ist der Meinung, dass diese Maßnahme für Frau Hering eine unnötige Lebensverlängerung darstellt, da sie ja schon an Krebs erkrankt sei.

Insbesondere psychiatrische Diagnosen prägen die Erwartungshaltung an den Patienten. Auch wenn er wegen eines somatischen Leidens behandelt wird, werden Symptome der Erkrankung oftmals als psychosomatische Beschwerden eingestuft.

Frau Fieger ist an einem insulinpflichtigen Diabetes mellitus und einer bipolaren Störung erkrankt. Zuletzt war sie wegen einer manische Phase mehrere Wochen in stationärer Behandlung. Nun ist bei ihr eine Operation wegen eines Meniskusschadens erforderlich. Postoperativ ist Frau Fieger zunehmend aufgeregt und unruhig, da sie ihr Insulin noch nicht bekommen hat. Sie weist auf diese Tatsache mehrfach hin, wird dabei von Mal zu Mal lauter und ungehaltener, so dass sie notfallmäßig auf eine geschlossene psychiatrische Station verlegt wird. Dort wird eine Blutzuckerentgleisung diagnostiziert.

Pygmalion-Effekt bei Mitarbeitern

Auch bei Mitarbeitern im Gesundheitswesen lässt sich der Pygmalion-Effekt beobachten. Insbesondere neue Kollegen beurteilt man nach den Informationen, die schon vorab an die neue Arbeitsstelle übermittelt wurden. Dabei handelt es sich meist um Informationen aus Arbeitszeugnissen oder aus dem Vorstellungsgespräch.

Frau Akcay arbeitet seit wenigen Tagen in Ihrer Arztpraxis. Aus dem Arbeitszeugnis des vorherigen Arbeitgebers wissen Sie, dass Ihre neue Mitarbeiterin ein besonderes Organisationstalent besitzt. Sie möchten sie deshalb vorwiegend mit administrativen Tätigkeiten beschäftigen. Schon nach kurzer Zeit übergeben Sie ihr verantwortungsvolle Tätigkeiten in den Bereichen Materialbestellung und Abrechnung. Frau Akcay kann diese Aufgaben zu Ihrer vollsten Zufriedenheit erfüllen.

In ähnlicher Weise werden negative Erwartungen dazu führen, dass neue Mitarbeiter besonders misstrauisch und kritisch beobachtet werden und kleine Fehler sofort wahrgenommen und bewertet werden. In diesem Fall kann der neue Mitarbeiter so verunsichert werden, dass ihm Fehler unterlaufen, die normalerweise nicht passiert wären.

2.5.3 Vorurteile

Ein ähnliches Problem ist der Umgang mit Vorurteilen. Diese müssen nicht zwingend negativ sein, man beobachtet beispielsweise positive Vorurteile bei Verliebten oder in der Form des Nationalstolzes.

Gesellschaftliche Vorurteile

Gesellschaftliche Vorurteile betreffen bestimmte Personengruppen, religiöse oder ethnische Gruppen, Berufsbilder, Nationalitäten oder Altersgruppen und werden nur bedingt hinterfragt.

Beispiele für gesellschaftliche Vorurteile:
- Moslems sind Terroristen
- Politiker sind Lügner
- Porschefahrer sind Angeber
- Blondinen sind dumm
- Schwaben sind sparsam
- Frauen können nicht einparken
- Kinder sind unerzogen
- Polen klauen Autos
- Hartz-IV-Empfänger sind faul
- Ärzte sind Abrechnungsbetrüger

Jeder Mensch wird durch Vorurteile unbewusst beeinflusst, auch dann, wenn er versucht, diese bewusst zu ignorieren.

Persönliche Vorurteile
Persönliche Vorurteile werden durch gesellschaftliche Normen geprägt, unterliegen jedoch vor allem der eigenen Erfahrung.

Herr Ghadanfar ist in Syrien geboren und arbeitet als Pflegehelfer seit 7 Jahren in einem Pflegeheim. Frau Möller, die seit 3 Wochen in der Einrichtung wohnt, fühlt sich in seiner Gegenwart unwohl und reagiert auf Kontaktaufnahmen durch Herrn Ghadanfar ablehnend und unwirsch. Der Mitarbeiter empfindet dieses Verhalten als verletzend und spricht mit seinen Kollegen darüber. Im Team ist die allgemeine Meinung, dass Frau Möller den Mitarbeiter ablehne, weil er Ausländer ist und dies auch durch seine Hautfarbe sofort sichtbar ist. Herr Ghadanfar ist jedoch der Meinung, dass er sich der Bewohnerin gegenüber immer höflich und zuvorkommend verhalten hat und möchte ihre Ablehnung nicht einfach hinnehmen. Er spricht Frau Möller direkt an. Diese beginnt zu weinen und verweist ihn an ihre Tochter, da sie darüber nicht sprechen möchte. Die Tochter berichtet später, dass Frau Möller in Pommern geboren wurde und im Krieg auf der Flucht traumatisierende Erfahrungen gemacht habe. Sie sei von einem russischen Soldaten vergewaltigt worden, der von seinen Kameraden Sascha gerufen wurde. Der Vorname von Herrn Ghadanfar ist ebenfalls Sascha, was auf seinem Namensschild auch steht.

2.5.4 Fundamentaler Attributionsfehler

Der Begriff Attribution, die Ursachenzuschreibung, beschreibt die Suche nach einer Ursache für eine bestimmte Wahrnehmung. In der Attributionstheorie nach Fritz Heider (1896–1988) wurde untersucht, welche Erklärungen Menschen für ihr eigenes Verhalten oder für das Verhalten anderer suchen. Normalerweise werden innere Veranlagungen oder äußere Situationen als Ursache vermutet.

In verschiedenen Studien wurde festgestellt, dass diese Ursachenzuschreibungen korrekt sein können, allerdings besteht die Möglichkeit, den fundamentalen Attributionsfehlern zu unterliegen.

Dies bedeutet, dass die Ursachenzuschreibung fehlerhaft erfolgte, weil sie nur aus einem Blickwinkel erfolgt. Die Attribution des Verhaltens anderer Menschen wird beispielsweise verfälscht, wenn man aus einer Situation heraus auf die Charaktereigenschaften einer Person schließt.

Herr Becker wird als Notfall im Krankenhaus aufgenommen. In der Ambulanz leidet er unter starken Schmerzen und wird als wortkarg und zurückhaltend empfunden. Die Mitarbeiter schätzen den Patienten deshalb als schüchtern und still ein. In seinem Kegelclub gilt Herr Becker jedoch als lebhaft, er ist als Vorsitzender der Wortführer und hat zu allem etwas zu sagen.

Der fundamentale Attributionsfehler bewirkt, dass Menschen nicht in ihrer sozialen Rolle wahrgenommen werden. Eine Einschätzung aus der Situation heraus führt zu einer fehlerhaften Zuschreibung. Diese Zuschreibung ist zwar veränderbar, führt jedoch zu Reaktionen auf die fehlerhafte Attribution.

Frau Menges lebt seit zwei Monaten in einer Pflegeeinrichtung. Sie wird von den Mitarbeitern als fordernd und dominant empfunden. Ihre Wünsche und Bedürfnisse äußert sie mit Nachdruck und ungeduldig. Die Mitarbeiter reagieren ablehnend auf diese Verhaltensweise und meiden den Kontakt zu Frau Menges. Dadurch kommt es in der Pflege und Betreuung der alten Dame immer wieder zu Nachlässigkeiten, die die Angehörigen bemängeln.

Zur Klärung der Situation wird ein Gespräch mit der Familie und der Wohnbereichsleitung vereinbart. Die jüngste Tochter, die ihre Mutter immer als ausgesprochen liebevoll und ausgeglichen erlebt hat, wird mit dem Verhalten der Mutter aus Sicht der Mitarbeiter konfrontiert. Die Wohnbereichsleitung erläutert, wie »böse« und tyrannisch die Mutter sich verhält, und vermutet, dass die Ursache in einer Verbitterung nach der Heimaufnahme zu finden ist.

Die Tochter wiederum schließt aus den Schilderungen, dass die Mitarbeiter etwas gegen ihre Mutter haben, sie deshalb nicht adäquat versorgen und vermutet, dass die mangelnde Intelligenz und Höflichkeit der Wohnbereichsleitung dafür verursachend ist.

Aus diesen fundamentalen Attributionsfehlern kann ein dauerhafter Konflikt zwischen den Beteiligten entstehen.

2.6 Soziale Wahrnehmung fördern

Ähnlich, wie im privaten Alltag, ist es im Berufsleben wichtig, die eigene Aufmerksamkeit und Wahrnehmung gelegentlich zu hinterfragen. Jeder Mitarbeiter wird feststellen, dass bestimmte Bereiche seiner Wahrnehmung in einzelnen Situationen nicht ausreichend waren.

Diese Bereiche werden nun separat betrachtet, um Beispiele und Übungen zu beschreiben, die dazu beitragen, Teilbereiche der Wahrnehmung gezielt zu fördern.

Eventuell haben Sie das Gefühl, dass einzelne Teilbereiche für Sie gar kein Problem darstellen, wenn Sie jedoch berücksichtigen, dass in fast allen Institutionen des Gesundheitswesen unter enormem Zeitdruck gearbeitet wird, können die Ergebnisse schnell variieren.

2.6.1 Aufmerksamkeit schärfen

Die Aufmerksamkeit ist in erheblichem Maße abhängig von der Tageszeit und leidet deshalb besonders, wenn im Schichtbetrieb gearbeitet wird.

Nadine war heute im Nachtdienst tätig. Da sie wegen ihrer beiden Kinder vor der Arbeit nur wenig und nicht besonders tief geschlafen hat, ist sie am Morgen nach der Übergabe erschöpft und müde. Nun muss sie mit dem Auto nach Hause fahren. Schon in Stadtverkehr bemerkt sie, dass sie unaufmerksam ist im Straßenverkehr, öffnet das Fenster und stellt das Radio lauter. Als sie auf der Umgehungsstraße immer geradeaus fährt, merkt sie, dass ihre Augen für Sekunden zufallen.

Selbstverständlich ist der Grad der Aufmerksamkeit auch davon abhängig, wie interessant etwas ist und wie intensiv man mit anderen Gedanken beschäftigt ist.

Dr. Schwarz ist seit 16 Jahren der Hausarzt von Frau Aumüller, die seit zwei Jahren in einem Pflegeheim lebt. Jeden Montag zwischen 12 und 13 Uhr macht der Arzt Hausbesuche in der Einrichtung und schaut auch bei der alten Dame vorbei. Die Gespräche mit Frau Aumüller verlaufen seit Jahren nach dem gleichen Schema: Sie berichtet, wie schlecht es ihr gehe, wie einsam sie sei und dass sich von der Familie niemand um sie kümmere. Dr. Schwarz hatte vor dem Hausbesuch einen Patienten untersucht, von dem er vermutet, dass dieser in Kürze versterben wird und ist gedanklich noch damit beschäftigt. Als nun Frau Aumüller ihm die üblichen Beschwerden schildert, hört er nur mit halbem Ohr zu.

Übung: Malen mit Musik
Trainiert die Aufmerksamkeit
Hilfsmittel: Papier, Farbe, Musik
Dauer: 45 bis 60 Minuten

Die Aufmerksamkeit kann gezielt trainiert werden. Hilfreich sind die beiden folgenden Übungen, die zum einen die Aufmerksamkeit und Konzentration allgemein und zum anderen die Aufmerksamkeit in der Kommunikation (▶ Kap. 3) verbessern.

Malen

Malen mit Musik: Nehmen Sie sich etwa eine Stunde Zeit, wählen eine Musik, die sie gerne mögen, legen Sie Leinwand oder Papier, Stifte, Farben und Pinsel bereit und malen Sie einfach darauf los. Auch wenn Sie diese Übung vielleicht eigenartig oder lächerlich finden, seien Sie bereit, ungewöhnliche Dinge zu tun.

Übung: Observation
Trainiert die Aufmerksamkeit
Hilfsmittel: keine
Dauer: 10 bis 15 Minuten

Die Auswahl der Musik sollte Ihrer aktuellen Stimmung entsprechen: Wenn Sie sich angespannt und überlastet fühlen, wählen Sie eine entspannende, ruhige Musik, wenn Sie erschöpft sind eine anregende, heitere Musik. Sind Sie ärgerlich und wütend, kann die Musik auch sehr laut und aggressiv sein. Wie gefällt Ihnen das Resultat?

Beobachten

Observation: Das gezielte Beobachten kann Ihre Aufmerksamkeit verbessern. Um das Beobachten zu üben, können Sie sich einen Gegenstand oder ein Lebewesen aussuchen, das Sie nicht aus den Augen lassen, beispielsweise ein vorbeifliegender Vogel, eine Pflanze oder einen Gegenstand in Ihrer Nähe.

Übung: Aktiv Zuhören
Trainiert die Aufmerksamkeit
Hilfsmittel: eine Person
Dauer: 15 bis 30 Minuten

Mehr Spaß macht das Beobachten noch, wenn Sie sich vorstellen, Sie wären ein Detektiv, der eine verdächtige Person oder ein Gebäude beobachtet. Die folgende Übung zur Verbesserung der Aufmerksamkeit können Sie in jedem Alltagsgespräch durchführen, selbstverständlich ist sie auch für Gespräche mit Patienten geeignet.

Zuhören

Aktiv Zuhören: Versuchen Sie im Gespräch die Inhalte Ihres Gesprächspartners aufzugreifen und wiederzugeben, in dem Sie diese mit Ihren eigenen Worten wiederholen. Dadurch verstärken Sie die Aufmerksamkeit auf die Gesprächsinhalte.

Möglicherweise wird auch der Gesprächsverlauf durch das aktive Zuhören beeinflusst, weil Ihr Gesprächspartner sich ernst genommen und verstanden fühlt.

Betrachten wir den Hausbesuch von Dr. Schwarz bei Frau Aumüller:

Dr. Schwarz: »Guten Tag, Frau Aumüller, wie geht es Ihnen?«

Fr. Aumüller: »Ach Herr Doktor, es geht mir gar nicht gut.«

Dr. Schwarz: »Sie fühlen sich nicht wohl?«

Fr. Aumüller: »Nein, ich bin eben sehr einsam hier und von meiner Familie bekomme ich auch kaum einen zu Gesicht, meine Kinder sind eben sehr beschäftigt.«

Dr. Schwarz: »Ihre Kinder kommen nicht sehr oft, darüber sind sie traurig. Wie oft sehen Sie ihre Tochter denn?«

Fr. Aumüller: »Jeden Mittwoch kommt sie. Aber sie hat immer nur zwei Stunden Zeit, dann muss sie schon wieder weg. Und mein Sohn kommt immer am Sonntag, manchmal bringt er auch seine Tochter mit.«

Dr. Schwarz: »Ihre Enkeltochter.«

Fr. Aumüller: »Ja, meine Enkelin, die ist jetzt in die Schule gekommen und es gefällt ihr ganz gut. Wenn meine Enkelin mitkommt, freue ich mich immer besonders. Dann ist hier mal Leben in der Bude.« Frau Aumüller lächelt »Ach wissen sie Herr Doktor, eigentlich habe ich ja Glück, die Kinder von Frau Frieß hier (deutet auf ihre Zimmernachbarin) wohnen ja so weit weg, die können immer nur dreimal im Jahr kommen.«

Dr. Schwarz: »Ja, da haben Sie recht.«

In diesem Fall wurde der Gesprächsverlauf durch das aktives Zuhören verändert, da die Gesprächspartnerin bemerkte, dass der Arzt Ihr seine volle Aufmerksamkeit schenkt. Dies ist jedoch nicht zwingend der Fall.

2.6.2 Konzentration steigern

Um eine Arbeit über einen längeren Zeitraum mit voller Aufmerksamkeit durchführen zu können, benötigt man Konzentration. Im Alltagsleben und im Berufsalltag kann man an sich selbst Phasen von eingeschränkter Konzentration beobachten. Um dies zu vermeiden, können Sie Ihre Konzentration gezielt steigern.

Einfache Konzentrationsübungen, etwa Sudoku, Memory, Puzzle oder Kreuzworträtsel, sind bekannt und werden auch zum Zeitvertreib durchgeführt. Eine bessere Steigerung der Konzentration erreicht man durch Übungen, bei denen ungewohnte Tätigkeiten ausgeübt werden. Dadurch wird das ZNS »herausgefordert« und man konzentriert sich vollständig auf die Übung.

Eine Vielzahl von Übungen können Sie ausprobieren, um Ihre Konzentration zu steigern. Sie werden feststellen, dass Konzentrationsübungen richtig Spaß machen.

Übung: Ungewohnte körperliche Übungen
Trainiert die Konzentration
Hilfsmittel: keine
Dauer: einige Minuten

Übungen

- Balancieren
- Zähneputzen auf einem Bein
- Eine Schulter nach vorne und die andere gleichzeitig nach hinten rotieren
- Jonglieren
- Mit einer Hand auf dem Bauch kreisen, mit der anderen auf den Kopf klopfen

Übung: Löffelsprache
Trainiert die Konzentration
Hilfsmittel: keine
Dauer: variabel

Sprache

Löffelsprache: Unterhalten Sie sich mit einer Person in der Löffelsprache: Dabei wird hinter jeden Konsonant die Silbe -lewa/-e/-i/-o/-u angehängt. So wird beispielsweise aus
Das ist ein schönes Haus
Da-lewa-s i-lewi-st ei-lewei-n schö-lewö-ne-lewe-s Hau-lewau-s.

Übung: Konzentriertes Hören
Trainiert die Konzentration
Hilfsmittel: Radio
Dauer: variabel

Hören

Konzentriertes Hören: Stellen Sie das Radio ganz leise und versuchen Sie zu verstehen, was der Nachrichtensprecher sagt.

Übung: Zeitungsübungen
Trainiert die Konzentration
Hilfsmittel: Zeitung
Dauer: variabel

Lesen

Zeitungsübungen: Nehmen Sie eine beliebige Zeitung und suchen Sie auf einer Seite immer nach einem bestimmten Buchstaben. Eine weitere Zeitungsübung ist das »Rückwärts-Vorlesen« eines Artikels.

Übung: Stopp
Trainiert die Konzentration
Hilfsmittel: keine
Dauer: Sekunden

Stopp

Diese Übung können Sie sowohl im Alltag als auch im Beruf einsetzen. Wenn Sie eine Aufgabe durchführen und unter Konzentrationsschwierigkeiten leiden, rufen Sie sich selbst laut oder leise »Stopp« zu, wenn Sie bemerken, dass Ihre Konzentration durch störende Gedanken beeinträchtigt wird.

Sie können dabei vor Ihrem inneren Auge auch an ein Stoppschild (Abb. 2.5) denken.

Übung: Fokus
Trainiert die Konzentration
Hilfsmittel: keine
Dauer: einige Minuten

Fokus

Das Fokussieren eines Objekts fördert ebenfalls die Konzentration. Suchen Sie sich ein beliebiges Objekt aus, etwa einen Gegenstand in Ihrer Umgebung oder den Sekundenzeiger einer Uhr, und versuchen Sie, dieses Objekt solange wie möglich konzentriert anzuschauen.

Messen Sie die Zeitspanne, die Sie durchhalten können, ohne dass Ihre Gedanken abschweifen. Je häufiger Sie die Übung wiederholen, desto besser wird das Ergebnis.

Abb. 2.5 Stoppschild. (Copyright: Viktor Mildenberger/pixelio.de)

Übung: Pause
Trainiert die Konzentration
Hilfsmittel: keine
Dauer: 10 Minuten

Pause

Auch wenn Sie keine Konzentrationsprobleme haben, können Sie beobachten, dass Ihre Konzentration nach einer Phase des konzentrierten Arbeitens nachlässt. Dies ist der Zeitpunkt für eine Pause. Gönnen Sie sich im Bedarfsfall eine Pause und gestalten Sie diese so, dass sie tatsächlich zur Erholung beiträgt.

Entspannung ist für Ihre Konzentration wichtig (▶ Kap. 11). Überlegen Sie sich vorab, wo Sie Ihre Pause verbringen möchten, was Sie in dieser Zeit tun möchten und wie lange die Pause sein soll. Genießen Sie Ihre Pause!

2.6.3 Bewusst reflektieren

Die Fähigkeit, Ereignisse und Gespräche bewusst zu reflektieren, ist hilfreich, um einen achtsamen Umgang mit anderen Menschen zu erreichen.

Übung: Buntes Tagebuch
Trainiert die Reflexion
Hilfsmittel: Heft, 3 Stifte
Dauer: 10 Minuten pro Tag

Vielleicht kennen Sie die Situation, dass bestimmte Gedanken immer wieder in Ihrem Kopf auftauchen und Sie sich dann intensiv damit beschäftigen. Auf diese Weise können Sie positive und negative Erfahrungen verarbeiten. Gelegentlich ist es jedoch so, dass man im Verlauf eines Tages das Gefühl hat, unzufrieden zu sein, ohne dass man genau sagen könnte, warum. Man hat dann das Gefühl: »Heute geht alles schief, nichts funktioniert.« In solchen Fällen ist es sinnvoll, die tatsächliche Ursache genauer zu ergründen. Verwenden Sie dazu das bunte Tagebuch.

Tagebuch

Buntes Tagebuch: In einem Heft oder einem richtigen Tagebuch notieren Sie konsequent jeden Abend, was sich im Tagesverlauf ereignet hat. Verwenden Sie dabei drei verschiedene Farben.

2

Tab. 2.1 Ereignisse der Woche

	Montag	Dienstag	Mittwoch	Donnerstag	Freitag	Samstag	Sonntag
Neutral							
Negativ							
Positiv							

[Wochenprotokoll]

- Mit dem blauen Stift schreiben Sie auf, was Ihnen spontan in den Kopf kommt.
  Der blaue Stift ist neutral.
- Mit dem roten Stift schreiben Sie Dinge, die Sie besonders belastet haben, die unangenehm und ärgerlich waren.
  Der rote Stift ist negativ.
- Für erfreuliche, angenehme Dinge verwenden Sie einen grünen Stift.
  Der grüne Stift ist positiv.

Nach vier Wochen lesen Sie die Aufzeichnungen noch einmal. Lesen Sie zunächst alle blauen Einträge: Haben sich in dieser Zeit Dinge ereignet, die für Sie jetzt noch eine Bedeutung haben?

Lesen Sie im Anschluss die roten Einträge: Sind Ihnen die negativen Aspekte dieser Ereignisse jetzt noch nachvollziehbar? Empfinden Sie die Situationen als genauso gravierend wie damals? Ärgern Sie sich jetzt noch, wenn Sie dies lesen?

Zum Schluss kommen alle grünen Einträge: Können Sie sich heute noch über diese Ereignisse freuen? Ist das angenehme Gefühl noch so präsent wie damals? Gelingt es Ihnen, das positive Gefühl der grünen Einträge als Quintessenz der letzten Wochen mitzunehmen?

Alternativ können Sie auch eine Tabelle (Tab. 2.1) verwenden, in die Sie die Ereignisse eintragen.

Bewusst Reflektieren beinhaltet auch die bewusste Informationsselektion aus Gesprächen und Erlebnissen des Tages.

Übung: Signalwort
Trainiert die Reflexion
Hilfsmittel: keine
Dauer: wenige Minuten

Signalwort

Signalwörter sind hilfreich, wenn man Informationen bewusst machen möchte. Wenn Sie das Gespräch von Dr. Schwarz und Frau Aumüller in einem kurzen Satz zusammenfassen müssten, könnten Sie formulieren: Frau Aumüller ist einsam.

Der Begriff »Einsamkeit« wäre in diesem Fall ein Signalwort für das gesamte Gespräch, den Sie als wichtigste Information herausfiltern. Dieses Signalwort kann in Folgegesprächen als Gedächtnisstütze dienen oder auch als Anknüpfpunkt.

Dr. Schwarz kommt zum nächsten Hausbesuch zu Frau Aumüller. Er erkundigt sich bei der anwesenden Pflegekraft Olga, ob sie auch den Eindruck habe, dass Frau Aumüller sich einsam fühle.

Olga antwortet, dass dies schon mehrfach im Team besprochen wurde und man Frau Aumüller bereits etliche Beschäftigungsmöglichkeiten angeboten habe, etwa Singkreis, Spielrunde oder Gymnastik. Sie habe aber alles abgelehnt. Außerdem sei sie ja nicht alleine im Zimmer, mit Frau Frieß würde sie sich sehr gut verstehen.

Dr. Schwarz fühlt sich zunächst bestätigt in der Annahme, dass Frau Aumüller vor allem unter der Einsamkeit leidet, trotzdem ist er mit dem Ergebnis nicht zufrieden. Er spricht nun mit Frau Aumüller direkt.

Dr. Schwarz: »Guten Tag, Frau Aumüller, wie geht es heute?«

Fr. Aumüller: »Ach Herr Doktor, Sie wissen doch, dass es mir schlecht geht.«

Dr. Schwarz: »Ja, Sie sagten ja letztes Mal auch, dass Sie sich hier so einsam fühlen.«

Fr. Aumüller: »Das stimmt, die Zeit vergeht dann sehr langsam.«

Dr. Schwarz: »Können Sie sich denn mit Frau Frieß ein bisschen unterhalten?«

Fr. Aumüller: »Naja, kaum, sie ist ja geistig nicht mehr ganz auf der Höhe.«

Dr. Schwarz: »Und die Beschäftigungsangebote hier im Haus?«

Fr. Aumüller: »Ach je, Herr Doktor, mein ganzes Leben habe ich nicht ‚Mensch ärgere Dich nicht' gespielt, dazu hatte ich gar keine Zeit. Wir hatten ja so viel Arbeit, mein Mann und ich. Wir hatten ja Landwirtschaft und die Kinder und den Haushalt und abends habe ich noch genäht. Ja, da war immer etwas zu tun.«

Dr. Schwarz: »Und das fehlt Ihnen jetzt.«

Fr. Aumüller: »Doch, das fehlt mir sehr.«

Wenn Sie Signalwörter für Ereignisse und Gespräche gefunden haben, ist es außerdem wichtig zu überlegen, welche Aussage sich hinter der Information verbirgt.

Übung: Filter
Trainiert die Reflexion
Hilfsmittel: keine
Dauer: wenige Minuten

Filter

Dabei analysieren Sie Situationen und Gespräche so, als würden Sie sie durch einen Kaffeefilter laufen lassen. Welche Kernaussagen bleiben übrig und was bedeuten diese? Im nächsten Schritt analysieren Sie Ihre eigenen Reaktionen.

2

Beispiele:
- Ich habe das nicht (so) wahrgenommen – Filter: Ich kann/will das nicht mehr sehen
- Ich will das nicht wahrhaben – Filter: Ich halte das nicht mehr aus
- Ich kann das nicht zulassen – Filter: Ich schaffe es nicht (mehr)
- Ich will das nicht machen oder ich habe es nicht gemacht – Filter: Ich kann das nicht, es ekelt mich

Bedenken Sie dabei, welche der oben beschriebenen Effekte oder Vorurteile Ihr Verhalten beeinflusst haben.

2.6.4 Adaptation vermeiden

Übung: Vogelflug
Trainiert die Beobachtung
Hilfsmittel: keine
Dauer: variabel

Auch wenn Sie durchaus bewusst und mit voller Konzentration und Aufmerksamkeit Ihren Arbeitstag bewältigt haben, können Sie Adaptationen kaum vermeiden. Es ist deshalb von Vorteil, immer wieder darauf zu achten, inwieweit Adaptationen Ihren Berufsalltag bestimmen. Eine einfache Übung hierfür ist der Vogelflug.

Vogelflug

Stellen Sie sich vor, Sie könnten wie ein Vogel fliegen. Sie begleiten sich heute selbst als fliegender Vogel zur Arbeit und schweben permanent über Ihrem Kopf. Sie beobachten sich selbst und Ihre alltägliche Arbeitsumgebung nun aus einer anderen Perspektive.

Vogelperspektive:
- Was sehen Sie von da oben?
- Wie gefällt es Ihnen?
- Würden Sie alles wieder genauso machen?

2.6.5 Einstellung und Haltung realisieren

Entscheidend für das Ergebnis Ihrer Beobachtung ist die eigene Haltung gegenüber Patienten, Angehörigen und Kollegen. Um die eigene Haltung besser reflektieren zu können, ist es sinnvoll, sich die folgenden Fragen zu beantworten.

Fragen zur eigenen Einstellung
- Welchen Wert besitzt für mich das Leben?
- Welche Einstellung habe ich gegenüber Alter und Krankheit?
- Gibt es in meinem privaten Umfeld Personen mit Erkrankungen?
- Fürchte ich mich davor, selbst zu erkranken?
- Kann ich offen auf andere Menschen zugehen?

- Kann ich im Kontakt mit anderen Respekt und Wertschätzung empfinden?
- Bin ich bereit, mit den Betroffenen eine Beziehung aufzunehmen?
- Kann ich auch über schwierige oder peinliche Themen sprechen?
- Kann ich aktiv zuhören?

Die innere Haltung ist normalerweise unbewusst und kann durch die Beantwortung der vorangegangenen Fragen besser wahrgenommen werden. Darüber hinaus sollte man versuchen, sich immer wieder in andere Personen hineinzuversetzen und zu überlegen, wie man sich selbst an ihrer Stelle fühlen würde.

Bedenken Sie, dass Ihre Einstellung zu anderen Menschen geprägt wird durch Ihren Charakter, durch Erziehung und Erfahrung.

2.6.6 Emotionen erkennen

Im Gesundheitswesen ist es besonders wichtig, die eigenen Gefühle wahrzunehmen. Vor allem Sympathie und Antipathie, aber auch Ekel und Ablehnung sind Gefühle, die die Wertschätzung des Patienten beeinflussen. In diesem Zusammenhang stellt sich natürlich die Frage, ob es legitim ist, Patienten »zu mögen« und andere »nicht leiden zu können«.

Bedenken Sie dabei, dass es auch in anderen Berufen Gefühle von Sympathie und Antipathie gibt, die sich auf den Umgang auswirken, beispielsweise zwischen Lehrern und Schülern oder dem Chef und den Angestellten. Dadurch können Machtmissbrauch und Frustrationen entstehen, von denen man sagen würde, dass sie nicht zulässig sind.

Andererseits ist es auch sehr schwierig, Gefühle einfach abzustellen. Der erste Schritt für einen angemessenen Umgang in Gesundheitsberufen ist die Wahrnehmung der eigenen Gefühle.

Frau Berger arbeitet in einer internistischen Facharztpraxis als medizinische Fachangestellte. In dieser Praxis wird seit Jahren das Ehepaar Steinmetz betreut. Beide kommen regelmäßig, da sie einige Erkrankungen haben. Frau Berger findet Frau Steinmetz schon immer sympathisch, an Herrn Steinmetz hingegen stört sie seine überhebliche Art. Insgeheim bedauert sie Frau Steinmetz sogar, dass sie einen so unsympathischen Mann geheiratet hat. Frau Berger stellt nun fest, dass sie sofort einen Termin vergibt, wenn Frau Steinmetz darum bittet, und bei Terminanfragen von Herrn Steinmetz sehr zögerlich reagiert.

Im zweiten Schritt sollte man versuchen, diese Gefühle so unter Kontrolle zu haben, dass sie das eigene Verhalten nicht beeinträchtigen.

Herr Weimar wird seit vier Wochen in einer Universitätsklinik behandelt. Der Patient hat ein langjähriges Alkoholproblem und war wegen des Missbrauchs seiner beiden Kinder inhaftiert gewesen. Die Mitarbeiter der Station haben alle ein unangenehmes Gefühl, wenn sie das Zimmer von Herrn Weimar betreten. Nach wenigen Tagen wird der Patient von allen Mitarbeitern gemieden. Schließlich wird Herr Weimar in ein anderes Krankenhaus verlegt. Dort fällt auf, dass Herr Weimar äußerst ungepflegt erscheint. Darüber wundert sich das Team und erkundigt sich in der verlegenden Klinik nach der Ursache, da man vermutet, der Patient würde die Körperpflege verweigern. Es wird jedoch mitgeteilt, dass Herr Weimar in den vergangenen drei Wochen von den Mitarbeitern nicht gepflegt wurde, weil keiner »ihn leiden könne«.

Außerdem ist es notwendig, sich bewusst zu machen, dass durch die Ausübung eines Gesundheitsberufes gewisse Erwartungen an die soziale Rolle gestellt werden. Diese Rollenerwartungen zu erkennen, trägt dazu bei, emotionale Aspekte verstärkt zu berücksichtigen. Bedenken Sie zunächst, welche sozialen Rollen der Patient oder seine Angehörigen mit Ihrem Beruf verknüpfen.

Larissa Knopfler ist 15 Jahre alt. Da sie unter der Trennung ihrer Eltern sehr gelitten hat und deshalb in der Schule nicht mehr zurechtkam, hat sie vor einigen Monaten vom Gymnasium auf die Realschule gewechselt. In der neuen Schule fühlt sie sich jedoch auch nicht besonders wohl, zu den neuen Mitschülern hat sie keinen Kontakt und ihre Leistungen sind mangelhaft. Larissa ist verzweifelt, so dass sie eines Tages beschließt, sich zu erhängen. Mit einem mitgebrachten Gürtel möchte sie sich im 4. Stock des Schulgebäudes strangulieren. Der Gürtel reißt jedoch und Larissa stürzt durch das Treppenhaus bis in das Erdgeschoss. Dabei zieht sie sich schwere Kopfverletzungen zu und wird in einer neurochirurgischen Intensivstation behandelt. Auf dieser Station arbeitet Herr Aydin, der ebenfalls eine Tochter in Larissas Alter hat. Herr Aydin entwickelt väterliche Gefühle für die Patientin und spricht mit ihr in einer Sprache, die er auch zuhause bei seiner Tochter verwendet. Dadurch entsteht ein Verhältnis zwischen Larissa und Herrn Aydin, das einem Vater-Tochter-Verhältnis ähnelt.

Emotionen und Rollenverhalten werden geprägt durch die Charaktereigenschaften der Beteiligten.

Wenn Sie Ihre eigenen Charaktereigenschaften beschreiben müssten, können Sie daraus Ihr Verhalten ableiten und so einen bewussteren Umgang erreichen. Allerdings ist es schwierig, die eigenen Eigenschaften realistisch zu formulieren. Die folgende Übung kann die Wahrnehmung Ihrer eigenen Person erleichtern.

■ **Tab. 2.2** Charakter

	Stärken	Schwächen
Ich bin besonders…		
Ich kann…		
Ich arbeite…		
[Stärken und Schwächen überprüfen]		

Übung: Stärken
Trainiert die Haltung
Hilfsmittel: Papier, Stift
Dauer: wenige Minuten

Unterteilen Sie Ihre Charaktereigenschaften in positive und negative Anteile. Sie können dafür eine Tabelle verwenden, oder ein Mind-Map (► Abschn. 2.6.8.2) erstellen. Beantworten Sie nun folgende Fragen.

Stärken

- Ich bin besonders… z. B. geduldig, aufgeschlossen, verständnisvoll
- Ich kann gut… z. B. zuhören, trösten, analysieren
- Ich arbeite… z. B. zuverlässig, gründlich, schnell

Übung: Schwächen
Trainiert die Haltung
Hilfsmittel: Papier, Stift
Dauer: wenige Minuten

Schwächen

- Ich bin besonders… z. B. launisch, schnell beleidigt, stressanfällig
- Ich kann schlecht oder gar nicht… z. B. warten, Gespräche beenden, organisieren
- Ich arbeite… z. B. oberflächlich, lustlos, unkonzentriert

Wenn Sie Ihre Tabelle (■ Tab. 2.2) oder Ihr Mind-Map erstellt haben, können Sie einzelne Eigenschaften herausgreifen und diese bearbeiten. Überlegen Sie jeden Sonntagabend, welche Eigenschaft Sie sich für die kommende Woche aussuchen.

Überlegen Sie dabei auch, worauf diese Eigenschaften beruhen: Handelt es sich um angeborene Persönlichkeitsmerkmale oder erworbene Eigenschaften durch Sozialisation, also Ergebnisse der Einflüsse von Umweltbedingungen, Erziehungseinflüsse, Identitätsfindung und Selbstverwirklichung?

Inwieweit können Sie diese Persönlichkeitsmerkmale überhaupt beeinflussen? Wählen Sie eine Methode, Ihre Charaktereigenschaften zu verändern, beispielsweise regelmäßiges Üben oder das Erlernen anderer Persönlichkeitsmerkmale.

2.6.7 Ethische Faktoren wahrnehmen

Es ist besonders wichtig für die Verbesserung der Achtsamkeit, den ethischen Hintergrund Ihres Tuns zu hinterfragen. Der Einfluss einer ethischen Grundhaltung ist besonders in Gesundheitsberufen enorm, da alle Fragestellungen, die sich mit dem Leben und Sterben, mit Krankheit und Hilfsbedürftigkeit oder mit Einschränkungen und Behinderung beschäftigen, durch diese ethische Grundeinstellung beeinflusst werden.

Moralisch-ethische Fragestellungen können kurzfristig auftreten und dann sofortige Entscheidungen verlangen, beispielsweise bei erforderlichen Reanimationen oder Krankenhauseinweisungen.

Wenn absehbar ist, dass eine solche Problematik auftauchen könnte, ist es sinnvoll vorab eine ethische Fallbesprechung (▶ Kap. 3) mit allen Beteiligten durchzuführen und die Ergebnisse auch schriftlich festzuhalten.

Übung: Wer bin ich?
Trainiert die Haltung
Hilfsmittel: keine
Dauer: 20 bis 30 Minuten

Um ethische Fragen so beantworten zu können, dass die Antwort hinterher auch tatsächlich mit dem eigenen Gewissen vereinbar ist, können die Hintergründe des ethischen Empfindens genauer angesehen werden. In der folgenden Übung finden Sie Anregungen hierfür.

Wer bin ich?

Überlegen Sie, welche ethischen Werte und Normen Sie durch Erziehung, gesellschaftliche Einflüsse, religiöse Werte, Sozialisation und persönliche Erfahrungen entwickelt haben. Notieren Sie dazu die Antwort auf folgende Fragen, die Ihnen dabei helfen können, festzustellen, wer Sie eigentlich sind.

Wer bin ich?
- Was haben meine Eltern mir vermittelt?
- Welchen Einfluss hatten meine Großeltern?
- Wie war/ist das Verhältnis zu meinen Geschwistern?
- Wie hat es mir im Kindergarten gefallen?
- Wer war mein erster Freund bzw. meine erste Freundin?
- An welchen Lehrer denke ich spontan, wenn ich über meine (Grund-)Schulzeit nachdenke?
- Welche Hobbies hatte ich früher?
- Zu welchen Jugendfreunden habe ich heute noch Kontakt?
- Wann war ich das erste Mal richtig verliebt?
- Wer ist für mich die wichtigste Person?
- Warum habe ich diesen Beruf gewählt?
- Wie wichtig ist mir meine Arbeit?
- Was ist mein größter Wunsch für die Zukunft?
- Wie denke ich über den Tod?
- Was soll nach meinem Tod passieren?

Biografie

Anstelle der Beantwortung der oben erwähnten Fragen können Sie auch versuchen, Ihre eigene Biografie zu schreiben.

2.6.8 Visualisierung

Bei der Visualisierung handelt es sich um eine Präsentationstechnik, die dazu beiträgt, wichtige Inhalte in eindrücklicher Form grafisch darzustellen. Informationen können in grafischer Form festgehalten werden, beispielsweise auf einem Flipchart, in einem Mind-Map oder in Zeichnungen, Diagrammen beziehungsweise in einem Präsentationsprogramm.

Die Visualisierung von Inhalten bewirkt, dass diese schnell und präzise im Gedächtnis gespeichert werden.

Diese verschiedenen Visualisierungsarten können auch dazu beitragen, die Wahrnehmung zu schärfen oder zu verändern.

Einige Übungen, die bisher beschrieben wurden, basieren auf der Visualisierung, beispielsweise die Ampelübung (▶ Abschn. 2.6.1) oder das Stoppschild (▶ Abschn. 2.6.2). In diesem Abschnitt werden zusätzliche Übungen aufgeführt, die durch Visualisierung zu einer Verbesserung der Achtsamkeit beitragen.

Fotos

Fotos und Schnappschüsse sind eine einfache und unkomplizierte Art, Situationen und Erlebnisse in Gesundheitsberufen festzuhalten und diese anschließend zu reflektieren.

Tip

Bei der Visualisierung können Fotos in Form von Collagen aber auch für Entspannungsübungen eingesetzt werden (▶ Kap. 11).

Um die Aufmerksamkeit auf bestimmte Sachverhalte zu lenken, können Fotos dazu beitragen, die Realität in unveränderbarer Form darzustellen.

Frau Schulz ärgert sich fast täglich über die Unordnung und das Chaos in ihrem Arbeitsbereich. Die Räume sind unzureichend gereinigt, Gegenstände liegen überall herum und das Lager platzt aus allen Nähten. Sie beschließt deshalb, alles, was sie als besonders störend empfindet, zu fotografieren. Die Bilder überträgt sie als Hintergrundbild auf den PC am Arbeitsplatz, um die Kollegen auf die Ärgernisse aufmerksam zu machen.

Wenn Sie Fotos verwenden möchten, um die Wahrnehmung zu schulen, können Sie sowohl Bilder aus Ihrem Arbeitsbereich als auch Fotos von Patienten verwenden.

2

Dabei müssen Sie zwingend die Vorgaben des Datenschutzes berücksichtigen. Fotos von Personen dürfen Sie nur mit deren Einverständnis aufnehmen. Im Zweifelsfall müssen die Bilder umgehend gelöscht und vernichtet werden.

Übung: Foto
Trainiert die Wahrnehmung
Hilfsmittel: Fotoapparat
Dauer: variabel

Abhängig von der Art der Gesundheitseinrichtung ist es schwierig, das Einverständnis der Patienten bzw. der gesetzlichen Betreuer einzuholen. Alternativ können Sie die folgende Übung durchführen.

Foto

Das Visualisieren von Situationen funktioniert auch mit einem imaginären Fotoapparat. Betrachten Sie die Person oder die Situation intensiv, schließen Sie dann mit einem imaginären »Klick« die Augen – Sie haben das Bild jetzt mit Ihrem imaginären Fotoapparat fotografiert, und betrachten Sie das Foto im Kopf.

Können Sie das Gesehene beschreiben? Können Sie es nach Feierabend reproduzieren? Was würden Sie an der Situation verändern?

Mind-Map

Übung: Mind-Map
Trainiert die Wahrnehmung
Hilfsmittel: Papier, Stift
Dauer: 15 bis 20 Minuten

Mind-Map

Beim Mind-Map handelt es sich um eine grafische Darstellung von Ideen, die einer Gedankenlandkarte entsprechen. Mind-Maps werden vielseitig eingesetzt, z. B. um Ideen zu suchen oder Zusammenhänge darzustellen.

Um die Achtsamkeit in Gesundheitsberufen zu fördern, können Mind-Maps in verschiedener Form verwendet werden.

Mind-Map

- **Brain-Map:** Entwerfen Sie in Gedanken ein Mind-Map
- **Klassisches Mind-Map:** auf Papier oder einer Moderationstafel geschrieben
- **Brown-Paper:** Dabei handelt es sich um eine Variante, die im Team genutzt wird
  - Pinnen Sie eine möglichst lange Packpapierbahn an die Wand und befestigen Sie einen Stift
  - Jeder Mitarbeiter kann jederzeit etwas auf das Brown-Paper schreiben
  - Bei Bedarf wird es erneuert
- **Design-Map:** Bei diesem Mind-Map werden Ideen nicht aufgeschrieben, sondern in Form von Zeichnungen, Strichmännchen und Symbolen festgehalten, dadurch sind die Inhalte besonders einprägsam

Die Methoden der Visualisierung können bei vielen Übungen zur Verbesserung der Achtsamkeit eingesetzt werden und tragen dann dazu bei, dass Inhalte schnell »vor dem inneren Auge auftauchen«.

Frau Metzger arbeitet in einer Arztpraxis. Sie empfindet den Umgangston gelegentlich als unhöflich und schnippisch, besonders dann, wenn die Mitarbeiter unter Zeitdruck arbeiten. Im Aufenthaltsraum befestigt sie ein Brown-Paper mit der Überschrift »Das war nicht nett«. Sie fordert alle Mitarbeiter der Praxis auf, entsprechende Situationen stichpunktartig auf dem Packpapier zu notieren. Jeder Mitarbeiter soll dabei sich selbst und andere beobachten und typische Äußerungen anonym notieren.

Dr. Grimm ist Chefarzt in einer geriatrischen Rehaklinik. Er bemerkt in seinem Alltag immer wieder Interessenskonflikte zwischen seinem eigenen Anspruch an seine Tätigkeit und den Rahmenbedingungen, etwa durch die Kostenträger. Um seine und die Vorstellungen seiner Mitarbeiter zu präzisieren, organisiert er ein Seminar, bei dem in Form eines Leitbilds jeder Mitarbeiter seine Ideen beitragen kann. Das Leitbild trägt den Titel »Das wollen wir« und wird in Form eines Design-Maps durch alle gemeinsam erarbeitet.

Frau Liebig ist als Einrichtungsleitung in einem Hospiz tätig. Der tägliche Umgang mit Schmerzen, Sterben, Trauer und Abschied nehmen, belastet sie in der letzten Zeit erheblich, da ihre Mutter vor zwei Monaten ganz unerwartet im Alter von 57 Jahren verstorben ist. Sowohl bei der Arbeit als auch in ihrer Freizeit beschäftigt sie der Gedanke, warum ihre Mutter als noch relativ junge und rüstige Frau so plötzlich sterben musste, während ein Teil ihrer Patienten in hohem Alter nicht sterben kann. Frau Liebig beschäftigt sich aus diesem Grund intensiv mit ihrer Familiengeschichte und Erinnerungen an ihre Mutter. Sie erstellt eine Collage mit Fotos und Gedanken, die sie in ihrer Wohnung aufhängt.

Ü: Lernziele

- Versuchen Sie, die verschiedenen Effekte auf die Wahrnehmung, wie den Pygmalion-Effekt, den Halo-Effekt, die Adaptation oder den fundamentalen Attributionsfehler in Ihrem Berufsalltag aufzuspüren.
- Erstellen Sie ein Mind-Map zum Thema Vorurteile.
- Kennen Sie sich selbst? Können Sie Ihre Stärken und Schwächen beschreiben und akzeptieren? Welche Rollen spielen Sie im Alltag und an Ihrem Arbeitsplatz?
- Testen Sie verschiedene Konzentrationsübungen.

Achtung in der Kommunikation

» Die wichtigste Stunde ist immer die Gegenwart, der bedeutendste Mensch immer der, der dir gegenüber steht, und das notwendigste Werk ist immer die Liebe. (Meister Eckhart von Hochheim) «

Dieser Abschnitt beschäftigt sich mit der Kommunikation im Allgemeinen, wobei auch der Austausch von Menschen mit Kommunikationsstörungen betrachtet wird. Im Anschluss folgt die Kommunikation im Gesundheitswesen. In allen Gesundheitsfachberufen ist Kommunizieren ein elementarer Bestandteil der Beziehung zum Patienten. Dabei wird die verbale Kommunikation gemeinsam mit neonverbalen Elementen berücksichtigt.

Aber auch die Informationsweitergabe und der Kommunikationsstil im Team sind bedeutend für die Kooperation und die Arbeitsatmosphäre.

Wenn Störungen in der Kommunikation auftreten, kann dies zu Konflikten führen, die gezielt bearbeitet werden können.

3.1 Wie wir kommunizieren

Kommunikation stammt von dem lateinischen »communicare« und bedeutet übersetzt eine Mitteilung machen, gemeinsam machen, mitteilen, teilen und vereinigen. Das gängigste Kommunikationsmodell, das von Stuart Hall 1970 entwickelt wurde, definiert die Kommunikation als Informationsweitergabe von einem Sender zu einem Empfänger.

Kommunikation beinhaltet den Informationsaustausch zwischen Sender und Empfänger unter Verwendung von Sprache, Gestik und Mimik, Schrift oder Bild.

Dieses Modell wurde in der Kommunikationspsychologie weiter entwickelt und verfeinert. In der Arbeitswelt kann die Kommunikation unter Berücksichtigung des Kommunikationsmodells nach Schulz von Thun (Abb. 3.1) genauer untersucht werden. Bei diesem Modell werden die vier Seiten des Gesprächsprozesses genauer betrachtet.

Unter Berücksichtigung der vier Aspekte Inhalt, Appell, Beziehung und Selbstoffenbarung können einfache aber effektive Grundregeln der Kommunikation abgeleitet werden. Die Grundidee dieses Modells beinhaltet, dass die Botschaft außer der Übermittlung eines bestimmten Inhalts noch weitere Funktionen erfüllt. Das Modell lässt sich auf alltägliche Situationen übertragen.

Ein Ehepaar ist mit dem Auto unterwegs. Der Ehemann auf dem Beifahrersitz sagt zu seiner Frau: »Dort drüben ist ein Parkplatz.« Inhaltlich ist die Botschaft sofort zu verstehen. Ein möglicher Appell wäre: »Nun mach schon, wir kommen zu spät.« Der Beziehungsaspekt der

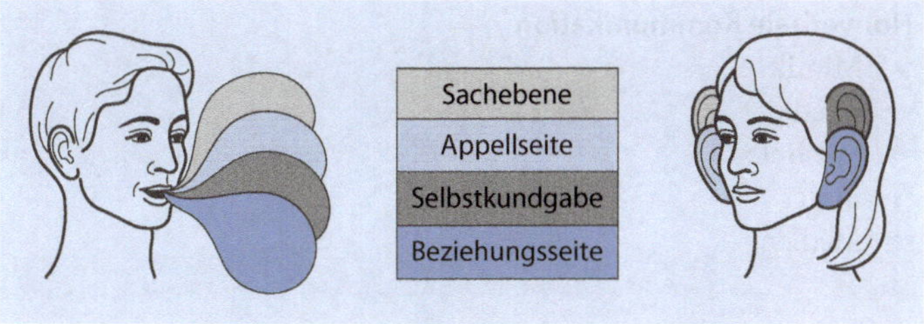

Abb. 3.1 Kommunikationsmodell nach Prof. Schulz von Thun

Botschaft könnte lauten: »Wäre ich bloß selbst gefahren!« Schließlich könnte der Selbstoffenbarungsaspekt dieser Botschaft der Gedanke des Ehemanns »Frauen können eben nicht Auto fahren« sein.

Ein alltägliches Beispiel aus der Kommunikation mit einem dementen Menschen zeigt, dass die Kommunikation durch die Funktionsbeeinträchtigungen der Gehirnleistung erschwert wird.

Die Mitarbeiterin möchte den dementen Patienten zu einer Aktivität motivieren und spricht ihn mit den Worten »Möchten Sie mit uns spielen?« an. Inhaltlich ist diese Botschaft ebenfalls sofort zu verstehen, ein möglicher Appell wäre: »Jetzt kommen Sie schon, die anderen warten, dass wir anfangen können.« Der Beziehungsaspekt der Botschaft wäre beispielsweise: »Immer müssen wir auf Sie warten.« Ein möglicher Selbstoffenbarungsaspekt dieser Botschaft wäre: »Immer muss ich hier das Gleiche tun.«

Aus Sicht des Betroffenen ist die Botschaft vielleicht inhaltlich nicht eindeutig. Der Angesprochene wundert sich über das Angebot, da er sich als erwachsenen Menschen betrachtet, der für so etwas gar keine Zeit hat. Eigentlich müsste er seiner Meinung nach jetzt zur Arbeit gehen. Der Appell kann jedoch intuitiv gespürt werden. Der Demente fühlt, dass die Mitarbeiterin ungeduldig auf etwas wartet, und reagiert entweder mit Schuldgefühlen oder Aggressionen. Beide Reaktionsmöglichkeiten betreffen auch den Selbstoffenbarungsaspekt der Botschaft.

3.2 Formen der Kommunikation

Kommunikation entspricht einem Grundbedürfnis des Menschen und findet über verschiedene Kanäle statt. Zunächst unterscheidet man die verbale und die nonverbale Kommunikation.

Verbale Kommunikation
- Sprache
- Schriftliche Kommunikation
- Telekommunikation

3

Nonverbale Kommunikation
- Mimik
- Gestik
- Symbole
- Bilder
- Medien

3.2.1 Verbale Kommunikation

Das wichtigste Ausdrucksmittel des Menschen ist die Sprache in jeder Form. Voraussetzungen für diese Kommunikationsform sind die Stimmbildung, die Artikulation, das Sprachverständnis und das Hörvermögen sowie die Denkfähigkeit, um das Gesagte zu verstehen und zu verarbeiten. In all diesen Bereichen können Einschränkungen auftreten, die die Kommunikation erschweren.

> **Um eine reibungslose Kommunikation zu erreichen, sollte man verschiedene Grundregeln berücksichtigen.**

Grundregeln der Kommunikation:
1. Sachlich bleiben
2. Verständlich reden
3. Aufmerksam zuhören und analysieren
4. Aktiv zuhören
5. Gefühle direkt ansprechen
6. Ich-Botschaften senden
7. Die eigene Meinung sagen
8. Absichten und Ziele klären
9. Überzeugend argumentieren

Besonders schwierig ist die Kommunikation mit Patienten, wenn diese unter kognitiven Defiziten leiden, etwa im Rahmen einer Demenz. Kommunikationsprobleme treten auch auf bei Patienten, die Deutsch nicht als Muttersprache sprechen oder Probleme mit dem Hörvermögen haben.

Einschränkungen der Kommunikation

Kommunikation bei Patienten mit Einschränkungen:
- Kurze Sätze formulieren
- Langsam und deutlich sprechen
- Keine »Verkindlichung«
- Keine Verallgemeinerung
- Keine »Wir«-Sprache
- »Ja« oder »Nein«-Fragen verwenden
- Angepasste Lautstärke, nicht schreien
- Sätze nicht unnötig kompliziert formulieren
- Im Gespräch keine Hinweise darauf geben, dass der Patient nicht ernst genommen wird

- Keine Kommunikation mit Angehörigen über den Kopf des Patienten hinweg
- Positive Begriffe verwenden

Die Kommunikation mit dem eingeschränkten Menschen beginnt jedoch schon bei der Kontaktaufnahme. Besonders wichtig ist die Kontaktaufnahme bei Menschen, die kognitive Probleme haben.

Der Betroffene muss zunächst die Gelegenheit bekommen, die ihn ansprechende Person zu sehen, eventuell zu erkennen und einzuordnen. Deshalb muss man den Dementen immer von vorne ansprechen und zuerst Blickkontakt herstellen. Das Ansprechen von der Seite oder gar von hinten ist für den Betroffenen irritierend und wird entweder ignoriert oder führt zu Abwehrreaktionen.

Der Patient muss dann ausreichend Zeit zur Verfügung haben, um den Ansprechpartner anzuschauen und einzuordnen. Dies kann je nach Schweregrad der Erkrankung einige Sekunden bis mehrere Minuten in Anspruch nehmen.

Die Kommunikation mit dem Betroffenen ist die Grundlage jeglicher Interaktion und muss deshalb immer ganz bewusst stattfinden. Wenn es zu Kommunikationsstörungen kommt, sollte man deshalb die folgenden Fragen beantworten.

Fragen zur Analyse der Kommunikationsstörung:

1. Habe ich mich undeutlich ausgedrückt?
2. Habe ich den Gesprächspartner überfordert?
3. Habe ich laut genug gesprochen?
4. War meine Wortwahl verständlich?
5. Habe ich dem Gesprächspartner ausreichend Zeit zum Nachdenken gegeben?
6. Hat die Leistungsfähigkeit der betroffenen Person nachgelassen?
7. Gibt es andere Ursachen für das Missverständnis, etwa Einschränkungen des Hörens oder des Sehens?
8. War die Geräuschkulisse der Umgebung zu laut?
9. War der Gesprächspartner durch andere Faktoren abgelenkt?
10. War der Gesprächspartner durch körperliche Probleme beeinträchtigt?
11. War der Moment ungeeignet?
12. War das Thema für den Gesprächspartner uninteressant?

Die Beantwortung dieser Fragen ermöglicht eine angemessene Interaktion und dadurch einen gelungenen Umgang mit Patienten.

Kommunikation bei Demenz

Die Einschränkungen der Kommunikation bei Menschen, die an einer Demenz erkrankt sind, führen in allen Bereichen der Medizin und Pflege zu Schwierigkeiten. Dabei wird die Haltung gegenüber dem Erkrankten sich unbewusst auf die Qualität der Kommunikation auswirken.

Herr Schröder ist an einer Demenz erkrankt. Da die Familie seine Betreuung nicht mehr zuhause leisten kann, wird er in einem Pflegeheim zur Kurzzeitpflege aufgenommen. Im Aufnahmegespräch sollen nun pflegerelevante Diagnosen und biografische Elemente erfasst werden. Das Gespräch findet zwischen dem Betroffenen, der Wohnbereichsleitung (WBL) und der Schwiegertochter statt.

WBL: »Guten Tag Herr Schröder, ich freue mich, dass Sie zu uns gekommen sind.«

Herr Schröder: »Wer?«

Schwiegertochter: »Das versteht er nicht.«

WBL: »Herr Schröder, darf ich Ihnen ein paar Fragen stellen?«

Herr Schröder: »Warum?«

Schwiegertochter: »Was möchten Sie wissen?«

WBL: »Haben Sie bestimmte Krankheiten oder einen Pflegebedarf?«

Herr Schröder: »Nein.«

Schwiegertochter: »Doch natürlich, man kann ihn ja gar nicht mehr alleine lassen.«

Herr Schröder: »Wieso, stimmt doch gar nicht.«

Schwiegertochter: »Sehen Sie, darüber kann man nicht mit ihm reden.«

In der folgenden Tabelle werden Faktoren aufgeführt, die sich auf die Kommunikation mit den Betroffenen auswirken und deshalb besonders beachtet werden müssen (◘ Tab. 3.1).

Besonderheiten im Umgang mit den Betroffenen sollten vor der Kontaktaufnahme bei den Angehörigen oder Bezugspersonen erfragt werden.

Mögliche Besonderheiten:

- Einschränkungen des Sehens oder Hörens
- Einschränkungen der Kommunikation, beispielsweise kann der Betroffene nur »Ja« oder »Nein« sagen oder nur Nicken bzw. mit dem Kopf schütteln
- Der Betroffene reagiert nur auf Ansprache mit dem Vornamen bzw. Nachnamen
- Der Betroffene antwortet mit Zeitverzögerung
- Der Betroffene antwortet überhaupt nicht, versteht aber alles
- Der Betroffene kommuniziert nur mit bestimmten Personen, beispielsweise nur mit Frauen oder Männern

▪ Wahrheit oder Lüge?

Der Umgang mit dementen Menschen konfrontiert alle Mitarbeiter immer wieder mit der Frage, ob ein Betroffener immer die Wahrheit gesagt bekommt oder ob es gelegentlich für ihn selbst besser ist, ihn anzulügen.

Prinzipiell geht man davon aus, dass im Gesundheitswesen niemand belogen werden darf.

Tab. 3.1 Beeinflussung der Kommunikation

Faktor	Bedeutung
Muttersprache	Menschen mit Migrationshintergrund können sich im Verlauf der Erkrankung besser in ihrer Muttersprache ausdrücken
Dialekt	Mit zunehmendem Verlust der Denkfähigkeit tritt der ursprünglich erlernte Dialekt in den Vordergrund; auch spezielle Dialektausdrücke werden dann vermehrt benutzt
Wortwahl	Die Sprache verändert sich im Lauf der Jahrzehnte, der Betroffene greift zunehmend auf »alte« Wörter zurück, z. B. »Abort« statt »Toilette«
	Wörter können eine Signalwirkung besitzen, die bei dem Betroffenen eine Gefühlsreaktion auslösen; solche »Signalwörter« können gezielt eingesetzt werden
Sprachtempo	Das Sprechtempo beider Gesprächspartner ist entscheidend für das Verständnis; es gibt außerdem einen Hinweis auf die momentane Aufmerksamkeit und Konzentration des dementen Menschen, etwa wenn lange Antwortlatenzen auftreten oder er mitten im Satz den Faden verliert
Lautstärke	Die Lautstärke von beiden Gesprächspartnern ist ebenfalls wichtig für die Kommunikation: Sehr lautes Sprechen kann beängstigend wirken, sehr leises Sprechen ist für den Gesprächspartner anstrengend oder kann ein Hinweis auf Unsicherheit und Niedergeschlagenheit sein
[Einflüsse auf die Kommunikation]	

Im Umgang mit dementen Menschen entstehen Ausnahmen dann, wenn der Betroffene unter der Wahrheit sehr leidet und diese immer wieder aufs Neue durchlebt.

Frau Schneider sucht verzweifelt nach ihrer Mutter. Sie spricht den hinzugekommenen Mitarbeiter darauf an: »Haben Sie zufällig meine Mutter gesehen, ich suche sie schon solange.«

Der Mitarbeiter antwortet: »Aber Frau Schneider, Ihre Mutter muss doch schon seit vielen Jahren tot sein, Sie sind doch auch schon 87, da wäre Ihre Mutter ja schon weit über 100 Jahre alt.« Frau Schneider bricht daraufhin in Tränen aus.

Im Anfangsstadium der Demenz kann der Betroffene klar erkennen, wenn er belogen wird. Lügen führen dann zu einem Vertrauensverlust. Auch in späteren Stadien spüren die Betroffenen manchmal intuitiv, dass eine Person ihnen nicht die Wahrheit sagt. Die Entscheidung muss deshalb immer in Einzelfall getroffen werden. Im Verlauf der Erkrankung kann sich diese Strategie auch verändern.

3.2.2 Nonverbale Kommunikation

Genauso wichtig für einen achtsamen Umgang ist die nonverbale Kommunikation durch Mimik und Gestik. Ein kräftiger Händedruck, ein wütender Gesichtsausdruck oder eine distanzierte Körperhaltung, etwa durch Abwenden des Blicks oder verschränkte Arme werden normalerweise durch den Gesprächspartner unbewusst entschlüsselt.

Die bewusste Unterdrückung nonverbaler Signale in der Kommunikation ist so schwierig, dass die verbale Kommunikation dadurch beeinträchtigt wird und der Gesprächspartner eine fehlende Authentizität wahrnehmen kann.

Die Fähigkeit, mimische Kommunikation zu entschlüsseln ist individuell verschieden ausgeprägt. Bei introvertierten Personen scheint diese Fähigkeit stärker ausgeprägt als bei extrovertierten. Unklar ist die Ausprägung dieser Fähigkeit bei Patienten, die an einer Demenz erkrankt sind. Man geht davon aus, dass bei zunehmendem Verlust der Kognition das Verhalten vermehrt von Emotion und Intuition bestimmt werden. In diesem Fall würde die Mimik eine größere Rolle spielen. Allerdings kann das Auftreten von Wahn und Halluzination die Fähigkeit zur nonverbalen Kommunikation so beeinträchtigen, dass eine Entschlüsselung der Signale unter Umständen gar nicht mehr möglich ist.

Die unterschiedliche Ausprägung der Fähigkeit, nonverbale Symptome zu entschlüsseln, lässt sich im alltäglichen Kontakt mit Demenzerkrankten beobachten.

Frau Hahn ist 82 Jahre alt und an einer fortgeschrittenen Demenz erkrankt. Sie befindet sich in einer Langzeitpflegeeinrichtung. Im Umgang mit den Mitarbeitern ist sie meist kooperativ und reagiert auf Ansprache und Lächeln mit freundlichen Floskeln. An diesem Morgen betritt Pfleger Raimund ihr Zimmer, um nach ihr zu schauen und ihr seine Hilfe anzubieten. Üblicherweise reagiert Frau Hahn auf dieses Angebot erfreut. Heute jedoch ist sie erbost und gereift nach einer Flasche mit Körperlotion, die neben ihr steht. Diese wirft sie gezielt in Richtung des Pflegers und schreit dabei: »Was wollen Sie hier, ich habe Ihnen nichts getan, verschwinden sie sofort.«

3.2.3 Kommunikation durch Bilder

Signale, Bilder und Symbole sind ebenfalls geeignete Kommunikationsmittel, die in Gesundheitsberufen eine Rolle spielen.

Symbole können gezielt eingesetzt werden, um die Orientierung innerhalb der Einrichtung zu erleichtern (▣ Abb. 3.2). Pfeile und Orientierungshilfen an Türen dienen der räumlichen Orientierung, Uhren und Kalender unterstützen die zeitliche Orientierung. In Langzeitpflegeeinrichtungen können Bilder oder Symbole auch für Funktionsräume verwendet werden oder das Auffinden der Bewohnerzimmer erleichtern.

Signale werden im Alltagsleben eingesetzt, um bestimmte Sachverhalte auf einen Blick darzustellen. Signale kennt man als Verkehrsschilder aus dem Straßenverkehr oder als Symbole, die beispielsweise

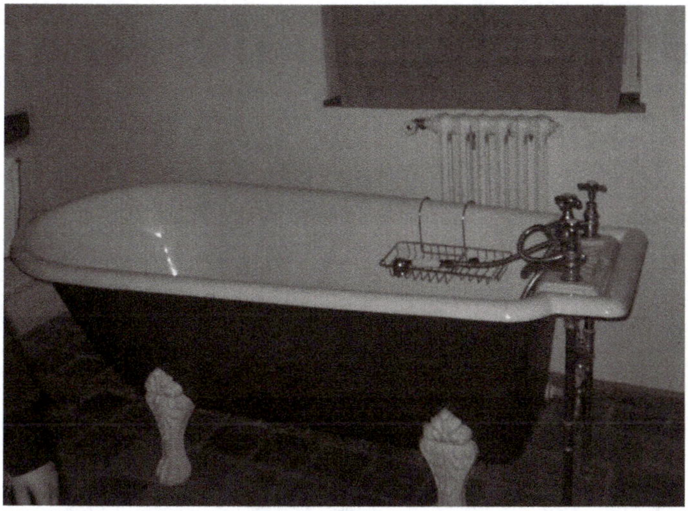

■ **Abb. 3.2 Orientierungshilfe.** Ein Foto kann als Hinweis auf das Badezimmer verwendet werden

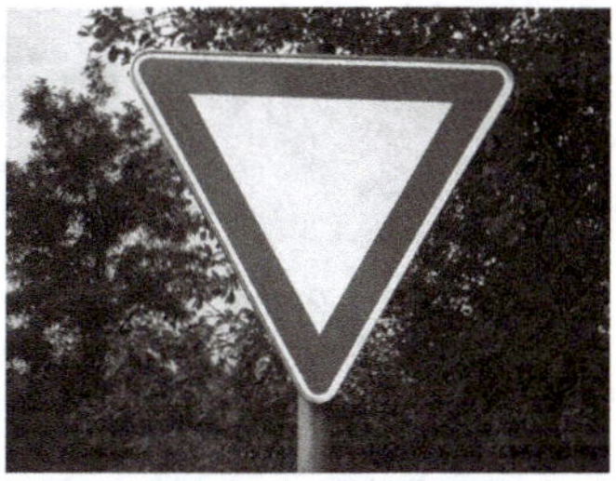

■ **Abb. 3.3 Verkehrsschild.** (Copyright: H. Siepmann/pixelio.de)

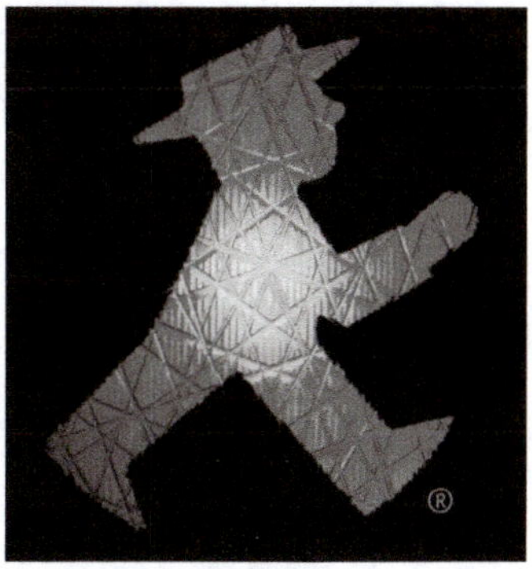

■ **Abb. 3.4 Der Ampelmann®.** (Copyright: AMPELMANN GmbH)

verwendet werden, um einen Notausgang, einen Feuerlöscher oder ein Treffpunkt zu kennzeichnen (■ Abb. 3.3).

Signale können Sie einsetzen, um Ihr Verhalten und Ihre Kommunikation mit anderen Menschen genauer zu analysieren.

Innere Ampel

Ampel

Innere Ampel: Verwenden Sie ein Symbol, beispielsweise eine rote Ampel oder ein Stoppschild, wenn Sie sich selbst beobachten und das Gefühl haben, dass Ihre Emotionen oder die Art Ihrer Kommunikation nicht achtsam sind.

Übung: Innere Ampel
Trainiert die Beobachtung
Hilfsmittel: keine
Dauer: variabel

Wenn Sie mit dieser Übung beginnen, können Sie wahrscheinlich erst im Nachhinein eine Einschätzung vornehmen. Haben Sie die Übung häufiger durchgeführt, erscheint das von Ihnen gewählte Symbol möglicherweise schon in der beobachteten Situation vor Ihrem inneren Auge.

Wenn Sie dadurch geübt haben, die eigene Kommunikation kritisch zu beobachten, dürfen Sie eine gelungene Kommunikation mit einem positiven Signal belegen. Das grüne Ampelmännchen, der Geher signalisiert Ihnen, dass etwas gut gelungen ist (■ Abb. 3.4). Ein grüner Ampelmann bedeutet: Weiter so, die Kommunikation ist gut gelungen.

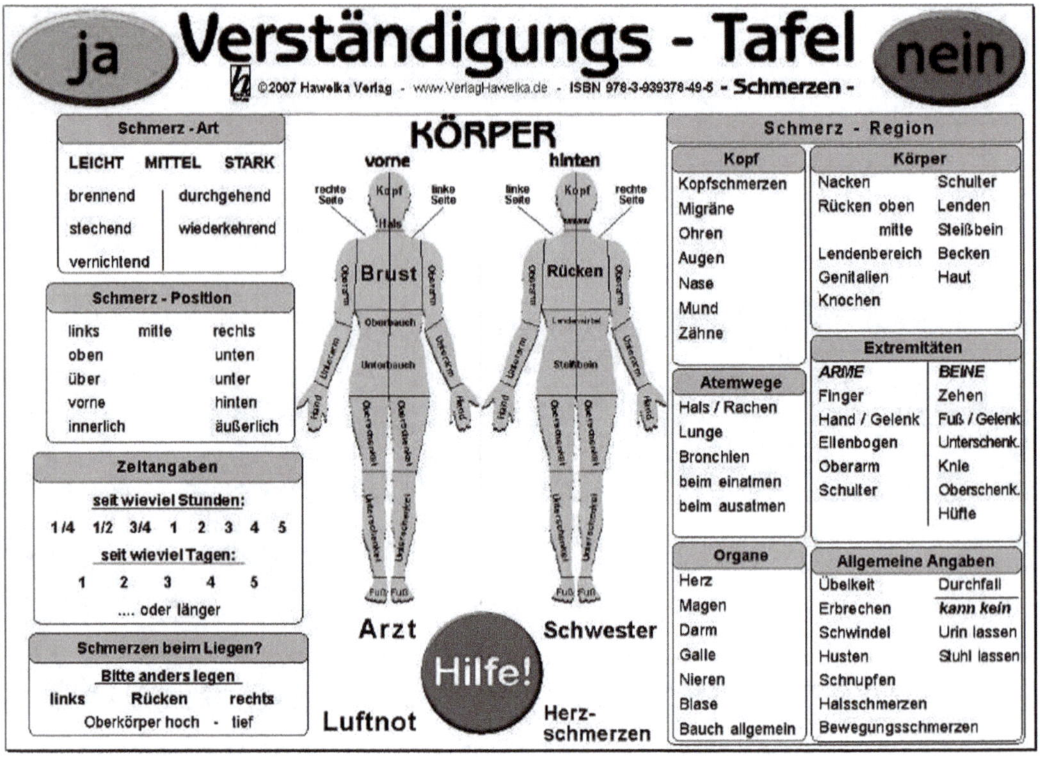

Abb. 3.5 Verständigungstafel. (Mit freundlicher Genehmigung des Hawelka Verlags, Erkrath)

Bilder und Fotos werden verwendet, um medizinische Sachverhalte so zu erläutern, dass Laien diese gut verstehen können, beispielsweise auf Aufklärungsbögen oder Schautafeln.

Bilder und Symbole können außerdem eingesetzt werden, um die Kommunikation mit Patienten zu ermöglichen, die sich nicht artikulieren können. Diese Kommunikationstafeln beinhalten zum Teil verschiedene Themen. Der Patient kann Inhalte, die er nicht aussprechen kann, auf der Tafel zeigen (Abb. 3.5).

3.3 Kommunikation im Gesundheitswesen

Die Einstellung gegenüber Krankheit und Pflegebedürftigkeit im Allgemeinen und der betroffenen Person im Speziellen ist abhängig von der eigenen Lebenserfahrung und der inneren Einstellung gegenüber Leben, Krankheit, Alter und Tod.

Diese Haltung wird von Patienten oft intuitiv erspürt und verursacht entsprechende Reaktionen. Ein aufgeschlossener Umgang kann den Zugang zur Person erleichtern, eine

ablehnende oder unsichere Haltung verursacht oftmals ein distanziertes Verhalten oder gar eine offene Ablehnung.

Um die eigene Haltung besser reflektieren zu können, ist es sinnvoll, sich die folgenden Fragen zu beantworten.

Fragen zur eigenen Einstellung:

- Welchen Wert besitzt für mich das Leben?
- Welche Einstellung habe ich gegenüber Alter und Krankheit?
- Gibt es in meinem privaten Umfeld Personen mit Erkrankungen?
- Fürchte ich mich davor, selbst zu erkranken?
- Kann ich offen auf andere Menschen zugehen?
- Bin ich bereit, mit den Betroffenen eine Beziehung aufzunehmen?
- Kann ich auch über schwierige oder peinliche Themen sprechen?
- Kann ich aktiv zuhören?

Die innere Haltung ist normalerweise unbewusst und kann durch die Beantwortung der vorangegangenen Fragen besser wahrgenommen werden. Dennoch sollte man versuchen, sich immer wieder in die erkrankte Person hineinzuversetzen und zu überlegen, wie man sich selbst an ihrer Stelle fühlen würde.

In der Beziehung zu einem Patienten spielt die Kommunikation eine tragende Rolle. Zunächst werden verschiedene Kommunikationsformen im Gesundheitswesen betrachtet. Dabei werden verbale und nonverbale Kommunikation gemeinsam betrachtet.

Kommunikationsformen:

- Aufnahmegespräch
- Aufklärungsgespräch
- Visitengespräch
- Übergabegespräch
- Berichte und Briefe
- Alltagskommunikation

3.3.1 Aufnahmegespräch

Der erste Eindruck bei zwischenmenschlichen Kontakten ist prägend für die weitere Beziehung. Diese Tatsache muss für alle Kommunikationspartner berücksichtigt werden.

> **Aus Sicht des Patienten ist der Erstkontakt ausschlaggebend für das mögliche Vertrauensverhältnis. Fühlt er sich in dieser Situation nicht ernst genommen, wird dies sein Vertrauen in die weitere Behandlung und Betreuung beeinträchtigen.**

Der Patient wird immer wieder nach unzutreffenden Aussagen und kleinen Fehlern suchen und die Handlungen der Mitarbeiter in Frage stellen. Dies gilt auch für Angehörige, die an einem Aufnahmegespräch teilnehmen.

Aus Sicht der Mitarbeiter ist der Erstkontakt insofern ausschlaggebend, als sie den Patienten unbewusst in eine Patientenkategorie einordnen. Für den Patienten ist es sehr schwierig, diese »Schublade« wieder zu verlassen, da die Information im Team normalerweise weitergegeben wird und die weitere Wahrnehmung beeinflusst.

Mögliche Kategorien:

- Der Wehleidige
- Der Ungeduldige
- Der Anspruchsvolle
- Der Tapfere
- Der Bescheidene
- Der Geduldige
- Der Uneinsichtige
- Der Kooperative

In Einrichtungen des Gesundheitswesens findet man häufig bestimmte Ausdrücke, die von allen Mitarbeitern verwendet werden, die kein korrekter medizinischer Terminus sind und die überwiegend negative Eigenschaften beschreiben, ohne dass diese diagnostisch abgeklärt wären:

- indolent
- psychisch überlagert
- einfach strukturiert
- persönlichkeitsgestört
- hysterisch
- hypersensibel

Außerdem werden den Patienten schnell medizinische Diagnosen zuerkannt, die ohne spezifische Diagnostik festgelegt werden. Diese Diagnosen können den Patienten schlimmstenfalls lebenslänglich verfolgen.

Häufige Diagnosezuschreibungen:

- Demenz
- HOPS
- Minderbegabung
- ADHS
- Depression
- Inkontinenz
- Alkoholabusus

Für ein gelungenes Aufnahmegespräch sind der Zeitpunkt, der Zeitrahmen, der Ort und die Umgebung, die teilnehmenden Personen, die Gesprächsatmosphäre und die Gesprächsführung beeinflussbare Faktoren, die die Qualität bestimmen.

3.3.2 Aufklärungsgespräch

Ein ebenso wichtiges Gespräch aus der Sicht des Patienten ist das Aufklärungsgespräch. Unabhängig von juristischen Fragestellungen bezüglich der Durchführung und Dokumentation von Aufklärungsgesprächen sind die Inhalte der Aufklärung ausschlaggebend für die Akzeptanz der weiteren Maßnahmen.

Unter Aufklärungsgesprächen versteht man üblicherweise die Informationsvermittlung vor operativen Eingriffen und die Mitteilung von Diagnosen.

Tatsächlich sind in diesem Abschnitt jedoch sämtliche Aufklärungen über Maßnahmen gemeint, auch wenn es sich aus Sicht der Mitarbeiter um »Kleinigkeiten« handelt. Für den Patienten können diese Kleinigkeiten den Alltag prägen und sein Wohlbefinden beeinflussen. Meistens ist es ausreichend zu wissen, was gemacht wird, warum es gemacht wird und zu welchem Zeitpunkt die Maßnahme stattfinden soll. Ohne diese Informationen kann der Betroffene den Maßnahmen nicht gezielt zustimmen.

Für alle Gesundheitsberufe ist es wichtig zu überlegen, ob der Patient ausreichend über den Sinn und den Umfang von Maßnahmen informiert wurde. Dadurch werden die Akzeptanz gefördert und Missverständnisse reduziert. Nicht selten legt sich der Patient für Maßnahmen, über die er nicht oder nicht ausreichend informiert wurde, eine eigene Erklärung zurecht.

Herr Albert ist an Diabetes mellitus erkrankt. Die Symptome der Erkrankung sind ihm geläufig, allerdings weiß er wenig über Folgeerkrankungen und die Bedeutung der Ernährung. Wegen eines kleinen Eingriffs wird Herr Albert im Krankenhaus aufgenommen. Sein Hausarzt hatte zuvor schon einige Untersuchungen durchgeführt und die Ergebnisse an die Klinik übermittelt. Nach der Aufnahme in ein Dreibettzimmer bemerkt der Patient beim Essen, dass die Mitpatienten ein anderes Essen bekommen als er und sogar zwischen verschiedenen Menüs wählen dürfen. Da er nicht als Nörgler gelten möchte, traut er sich nicht, die Mitarbeiter diesbezüglich anzusprechen. Er legt sich deshalb folgende Erklärungen zurecht:

- Die finden mich zu fett hier und haben mich schon auf Diät gesetzt.
- Hier wird schon am Essen gespart.
- Die anderen Patienten sind wohl in einer besseren Krankenversicherung als ich.

Bei Patienten mit chronischen Erkrankungen oder lange bestehender Pflegebedürftigkeit geht man oft davon aus, dass der Betroffene schon umfassend medizinisch-pflegerisch aufgeklärt wurde und deshalb kein Informationsbedarf mehr besteht. Dies kann, muss aber nicht der Fall sein.

Bei akut auftretenden Veränderungen findet üblicherweise eine Informationsvermittlung statt, abhängig von den Inhalten kann der Patient diese Informationen allerdings gar nicht immer aufnehmen und verarbeiten.

Frau Schweikert ist 82 Jahre alt und wird wegen einer akut aufgetretenen körperlichen Schwäche stationär aufgenommen. Die Diagnostik ergibt einen Herzinfarkt und ein Kolonkarzinom. Im Aufklärungsgespräch wird Frau Schweikert mit dem Ergebnis der Untersuchungen konfrontiert und es werden ihr die erforderlichen therapeutischen Maßnahmen mitgeteilt. Frau Schweikert hört scheinbar aufmerksam zu, stellt kaum Fragen, nickt wiederholt und erscheint gefasst und einverstanden. Am nächsten Tag erklärt sie jedoch, dass sie nun das Krankenhaus verlassen müsse, da sie zuhause Blumen frisch eingepflanzt habe. Verschiedene Mitarbeiter, die Angehörigen und der Seelsorger versuchen nun, die Patientin von der Notwendigkeit der weiteren Behandlung zu überzeugen. Frau Schweikert antwortet jedoch immer lächelnd, dass es sich bei der Diagnose um eine Verwechslung handeln müsse, sie habe weder einen Herzinfarkt noch Krebs, sie sei über die Besorgnis der Mitarbeiter gerührt, müsse nun aber dringend nach Hause gehen.

Die Situation zeigt, wie unterschiedlich die erste und weitere Reaktionen auf Informationen ausfallen können und welche Verhaltensmuster das Ergebnis der Aufklärung bestimmen.

Mögliche Reaktionen auf Informationen:

- Wird der Inhalt akzeptiert oder verdrängt?
- Kann der Patient das Gehörte verstehen?
- Kann der Patient die Information verarbeiten?
- Benötigt er weitere Informationen?
- Will er tatsächlich aufgeklärt werden?
- Benötigt er Unterstützung durch andere Personen?
- Möchte er die Information in Ruhe alleine überdenken?
- Möchte er überhaupt darüber reden?

3.3.3 Visitengespräch

Sowohl im Krankenhaus als auch im ambulanten Bereich spielt das Visitengespräch eine gravierende Rolle, die von den Beteiligten in unterschiedlichster Weise wahrgenommen wird.

Ausschlaggebend für die Einschätzung der Gesprächsqualität ist in diesem Fall nicht nur der Inhalt, die Dauer und die Umgebung, sondern auch die Kooperation der Teilnehmer. Beim Visitengespräch werden hierarchische Strukturen besonders deutlich. Manchmal werden diese hierarchischen Strukturen sogar besonders betont, etwa durch ritualisierte Abläufe. Erkennbar werden diese beispielsweise an einfachen Handlungen: Wer öffnet die Tür, wer betritt zuerst den Raum, wer spricht, wer schreibt auf und wer reicht Dinge an?

Auch in der Langzeitpflege und in der häuslichen Umgebung kann ein Visitengespräch enormen Stress für den Patienten oder seine Angehörigen bedeuten.

Stressfaktoren:

- Wie bin ich bekleidet?
- Wann kommt der Arzt zu mir?
- Wie sieht meine Wohnung/mein Zimmer aus?
- Was soll ich sagen?
- Was darf ich fragen?

Eine ähnliche Situation stellen Pflegevisitengespräche oder Besuche durch Gutachter und Therapeuten dar.

Der inhaltliche Aspekt geht durch den ritualisierten Ablauf von Visitengesprächen oftmals verloren. Durch die Anspannung im Vorfeld, durch den Zeitrahmen des Gesprächs und manchmal auch durch die Anzahl der Gesprächsteilnehmer sind Patienten schnell gehemmt und wissen erst nach dem Gespräch wieder, was sie eigentlich noch ansprechen wollten.

Entscheidend sind außerdem die Aspekte Beziehung und Selbstoffenbarung im Visitengespräch. Wenn der Patient sich »überwindet«, ein Thema anzusprechen, das ihn emotional belastet, kann die Reaktion des Gesprächspartners zu Enttäuschung und Hoffnungslosigkeit beitragen.

Frau Hillmann ist an einem Karzinom im Rachenbereich erkrankt und bekommt deswegen Bestrahlungen und Chemotherapie. Die Nebenwirkungen der Therapie belasten sie enorm, insbesondere die Tatsache, dass sie ihre Stimme verloren hat. Im Visitengespräch erkundigt sie sich beim Oberarzt, wie lange diese Nebenwirkung noch anhalten wird. Dieser antwortet, dass er sich über eine so minimale Nebenwirkung gar keine Sorgen mache, vielmehr fände er die katastrophalen Laborwerte bedenklich. Nach der Visite bricht Frau Hillmann in Tränen aus.

3.3.4 Übergabegespräch

Dienstübergaben in mündlicher oder schriftlicher Form erfüllen eine tragende Funktion bei der Informationsweitergabe in allen Einrichtungen des Gesundheitswesens. In diesem Zusammenhang stellt sich nicht nur die Frage, ob die Informationen korrekt und vollständig übergeben werden, es zeigen sich auch Unterschiede bei der Art und Weise, wie Informationen übermittelt werden.

3

Bei jeder Übergabe werden nicht nur Fakten übermittelt, begleitet werden diese Fakten immer von Interpretationen, Wertungen, persönlichen Einschätzungen und Meinungsäußerungen. Außerdem finden in Übergaben häufig auch persönliche Gespräche statt, die mit der Arbeitssituation oder mit privaten Erlebnissen zu tun haben.

Für den Mitarbeiter, der die bewertete, persönlich gefärbte Information entgegennimmt, entsteht ein positiver oder negativer Halo-Effekt (▶ Kap. 2.5.1), der sein eigenes Tun beeinflusst. Auch wenn er die Information als nicht zutreffend einschätzt oder der Meinungsäußerung widerspricht, wird sein Tun insofern beeinflusst, als er nun seine Einschätzung beweisen möchte.

Annika ist 16 Jahre alt und wird wegen einer Anorexie in einer psychosomatischen Klinik behandelt. Im Rahmen der Therapie versucht sie immer wieder, Regeln und Stationsgebote zu umgehen. Dies wird vom therapeutischen Team der Station in der Übergabe besprochen. Die Bezugspflegekraft gibt die Informationen sichtlich verärgert an die Kollegen weiter. Gleichzeitig vermutet sie, dass es sich bei der Patientin um einen hoffnungslosen Fall handelt und dass man mit dieser Therapieform nicht weiter käme. Sie geht davon aus, dass Annika an einer schweren Persönlichkeitsstörung leide. Eine Kollegin sieht dies völlig anders. Sie äußert Verständnis für die Verhaltensauffälligkeiten und vermutet, dass die Patientin zu wenig Zuwendung erfahre. Das Team spaltet sich unmerklich in zwei Lager, woraufhin eine dritte Mitarbeiterin in den Raum wirft, genau das sei von der Patientin so beabsichtigt. Im weiteren Verlauf können diese verschiedenen Interpretationsformen die soziale Wahrnehmung und Kommunikation mit der Patientin beeinflussen.

Das Beispiel zeigt, dass Inhalte von Übergabegesprächen nicht nur von dem tatsächlichen Geschehen geprägt werden, sondern auch von einer Gruppendynamik im Team und von dem Kommunikationsstil, der in dieser Gruppe üblich ist.

Manche Team haben einen eigenen Kommunikationsstil entwickelt, in dem bestimmte Wörter und Sätze verwendet werden und zum Teil auch eine spezielle Haltung gegenüber den Patienten gepflegt wird.

Kommt ein neuer Mitarbeiter in dieses Team, wird ihm dieser spezielle Kommunikationsstil auffallen. Nach einer gewissen Zeit nimmt er die Besonderheit der Kommunikation nicht mehr wahr. Normalerweise passen sich neue Mitarbeiter automatisch an den bestehenden Stil an, äußern sie Kritik, kann dies zu Konflikten in der Gruppe führen.

Bestandteil des teamspezifischen Kommunikationsstils ist oftmals auch eine spezielle Art, über Patienten zu schimpfen, sie abzuwerten,

Druck abzulassen und gelegentlich das Verhalten der Patienten zu »pathologisieren«.

Dieser Kommunikationsstil wird von den Mitarbeitern meist als entlastend betrachtet. Spricht man Mitarbeiter gezielt auf dieses Phänomen an, empfinden sie ein solches Verhalten als nicht korrekt.

»Schwierige« Patienten

In diesem Zusammenhang kann man auch häufig beobachten, dass Patienten über die geschimpft wird, auch als »schwierige« Patienten bezeichnet werden. In den meisten Fällen genügt schon die Aussage »Frau X/Herr Y ist schwierig« und jeder Mitarbeiter vermutet ein bestimmtes Verhalten, das mit »schwierig« gemeint sein könnte.

Übung: »Schwierige Patienten«
Trainiert die Haltung
Hilfsmittel: keine
Dauer: variabel

»Schwierig«

»Schwierige Patienten«: Versuchen Sie, das Verhalten von sogenannten »schwierigen« Patienten zu beschreiben. Welche Verhaltensweisen sind mit »schwierig« genau gemeint? Können Sie »schwierig« präzisieren oder handelt es sich eher um ein Verhalten, das nicht der Norm oder den Erwartungen der Mitarbeiter entspricht?

Wenn über »schwierige« Patienten gesprochen wird, sind in den meisten Fällen Patienten gemeint, deren Verhalten als nicht nachvollziehbar oder eigensinnig beschrieben wird. Bedenkt man nun, dass es sich um erwachsene Menschen handelt, die das Recht auf eine eigene Meinung und auf bestimmte Verhaltensweisen besitzen, auch wenn diese Verhaltensweisen für andere Menschen unvernünftig oder gar gesundheitsschädigend erscheinen, ist der Ausdruck »schwierig« sicherlich nicht angemessen.

In Übergabegesprächen sollten Verhaltensweisen konkret beschrieben werden. Wenn Patienten herausfordernd oder verhaltenskreativ sind, kann gemeinsam überlegt werden, warum dies der Fall ist. Eventuell leidet der Patient auch unter einer manifesten psychiatrischen Erkrankung. Formulierungen wie »schwierig«, »nervig« oder »anstrengend« sind genauso unangemessen wie die Ausdrücke »pflegeleicht«, »süß« und »putzig«.

Eine gute Übung, um den Kommunikationsstil und die Ausdrucksweise eines Teams genauer kennenzulernen ist folgende:

Übung: Mitschnitt
Trainiert die Kommunikation
Hilfsmittel: Aufnahmegerät
Dauer: 15 bis 30 Minuten

Mitschnitt

Nehmen Sie mit dem Einverständnis aller Mitarbeiter die Übergabegespräche über einen bestimmten Zeitraum auf und lassen Sie sie hinterher anhören, was und wie gesprochen wurde. Was fällt beim Anhören auf? Werden bestimmte Begriffe häufig verwendet? Ist die Ausdrucksweise wertschätzend? Werden konkrete Sachverhalte beschrieben?

Bedenken Sie bei dieser Übung, dass die Tatsache, dass Gespräche aufgezeichnet werden, das Kommunikationsverhalten beeinflusst.

3.3.5 Berichte und Briefe

In jeglicher Art der schriftlichen Kommunikation in Gesundheitsberufen werden Informationen über den Patienten weitergegeben, die im juristischen Sinne einer Urkunde entsprechen.

Liest man Berichte oder Briefe findet man dennoch immer wieder Formulierungen, die als Ausdruck einer mangelnden Wertschätzung des Patienten auffallen.

In Pflegeberichten liest man gelegentlich Aussagen wie: »Frau Meier hatte heute total genervt.« Oder: »Der Patient ging den Mitpatienten auf die Nerven.«

Noch häufiger werden Inhalte dokumentiert, die vollkommen nichtssagend sind etwa: »Frau X/Herrn Y geht es gut«, »Der Patient ist unauffällig/unverändert«.

Nicht nur der Inhalt einer schriftlichen Kommunikation sollte mit Achtsamkeit formuliert werden, auch die Form ist ein Ausdruck von Wertschätzung gegenüber der Person. Briefe und Berichte, die kaum leserlich auf einem Stück Papier stehen, sind auch für den Adressaten problematisch.

Besonders beliebt in Einrichtungen des Gesundheitswesens sind Zettel, die überall aufgehängt werden und auf wichtige Informationen aufmerksam machen sollen. Je größer die Anzahl der aufgehängten Papiere, desto geringer ist die Wahrnehmung für den Inhalt.

3.3.6 Alltagskommunikation

Sowohl alltägliche, oberflächliche Gespräche als auch tiefergehende Gespräche mit dem Patienten erfüllen eine wichtige Funktion im Zusammenhang mit Erkrankung, Pflegebedürftigkeit, Abhängigkeit, Heilung und Genesungsprozess.

Etliche Faktoren spielen bei der alltäglichen Kommunikation eine wichtige Rolle und beeinflussen die Qualität der Beziehung zum Patienten. Kommunikation dient in diesem Zusammenhang nicht nur der Informationsweitergabe, sie kann im Alltag auch andere Funktionen übernehmen.

Weitere Faktoren der Kommunikation:
- Zuwendung
- Aufmerksamkeit
- Ablehnung
- Desinteresse
- Oberflächliche Kommunikation
- Austausch von Floskeln
- Ausdruck von Nähe und Distanz
- Ausdruck von Empathie
- Höflichkeit
- Zwang zur Kommunikation
- Neugier

Bei dieser Aufzählung werden sowohl positive als auch negative Elemente genannt. Die Möglichkeit zu kommunizieren ist prinzipiell ein Ausdruck von Aufmerksamkeit und Zuwendung, kann aber genauso gut Ablehnung und Desinteresse beim Kommunikationspartner signalisieren.

Übung: Analyse
Trainiert die Kommunikation
Hilfsmittel: keine
Dauer: wenige Minuten

Analyse

Wenn Sie mit einem Patienten ein Gespräch geführt haben, ist es sinnvoll, gelegentlich dieses Gespräch zu analysieren.

Bedenken Sie dabei folgende Fragen:
- Wie habe ich mich in der Gesprächssituation gefühlt?
- Wie hat sich mein Gesprächspartner vermutlich gefühlt?
- War das Gespräch inhaltlich wichtig?
- War der Gesprächseinstieg gelungen?
- War die Gesprächsdauer angemessen?
- Hatten beide Partner ähnliche Anteile am Gespräch?
- Gab es ein Ergebnis?
- War das Ergebnis für alle Beteiligten akzeptabel?
- Wie wurde das Gespräch beendet?

Diese Fragen können auch für oberflächliche Gespräche verwendet werden.

Um die Qualität der Kommunikation mit Patienten und Angehörigen zu verbessern, können verschiedene Elemente betrachtet werden, die die Güte des Gesprächs ausmachen.

Prägende Elemente des Gesprächs:
- Ansprache mit Namen
- Duzen oder Siezen aller Gesprächspartner

- Qualität der Beziehung: Sympathie oder Antipathie
- Dauer der Beziehung
- Inhalt
- Tonfall
- Lautstärke
- Dialekt
- Wortwahl
- Ausdrucksweise
- Blickkontakt
- Position der Gesprächspartner: stehend, sitzend, liegend
- Körperhaltung
- Umgebung
- Zuhörer, z. B. Mitpatient, Angehörige
- Distanz
- Körperkontakt (▶ Kap. 4)
- Gesprächsdauer

Möchte man sein eigenes Kommunikationsverhalten genauer beobachten, können die oben genannten Elemente in Form einer Checkliste einzeln betrachtet werden.

3.3.7 Telekommunikation

Die Telekommunikation ist eine schnelle, unkomplizierte Möglichkeit der Informationsweiterleitung. Beeinträchtigt wird diese Kommunikationsform jedoch durch das völlige Fehlen nonverbaler Informationen, die Mimik und Gestik des Gesprächspartners ist beispielsweise beim klassischen Telefonat komplett ausgeschaltet.

Den meisten Menschen fällt es leichter, Informationen weiterzugeben, die nicht wahr sind, wenn sie den Gesprächspartner nicht sehen.

Darüber hinaus hat die telefonische Kommunikation noch weitere Nachteile, die die Qualität des Gesprächs beeinträchtigen können.

Nachteile von Telefonaten:

- Missverständnisse treten häufiger auf
- Der Wahrheitsgehalt ist schwieriger zu überprüfen
- Beeinflusst wird die Atmosphäre nicht nur durch das Gespräch selbst, sondern auch durch die Rahmenbedingungen:
  - Wie lange dauert es, bis das Gespräch angenommen wird?
  - Wie lange dauert es, bis der richtige Gesprächspartner in der Leitung ist?
  - Wie wird der Anrufer begrüßt?
  - Wie lange dauert das Gespräch?
- Der Datenschutz ist komplizierter einzuhalten:
  - Wer ist der Anrufer?
  - Wer hört mit?
    Welche Informationen dürfen weitergegeben werden?

> **Telefonate im Gesundheitswesen werden oft als belastend empfunden, wenn der Anrufer ähnlich wie in einem Call-Center mehrere Anläufe benötigt, um den richtigen Gesprächspartner zu erreichen. Umgekehrt empfinden Mitarbeiter das permanent Klingeln des Telefons als belastende Unterbrechung ihrer Arbeit.**

Problematisch ist auch die juristische Gültigkeit von Informationen, die durch das Telefon oder andere Medien weitergegeben werden.

Durch den rasanten technischen Fortschritt und moderne Formen der Telekommunikation, wie E-Mail, Internettelefonie, Telemedizin, Chat, Foren und ähnliche Kommunikationsmittel, verliert der Informationsaustausch zwar an persönlicher Ansprache, allerdings werden Informationen dadurch auch frei zugänglich und sind sowohl für Mitarbeiter als auch für Patienten schnell verfügbar.

3.4 Typische Situationen

Im folgenden Abschnitt werden beispielhafte Situationen beschrieben, die im Zusammenhang mit der Kommunikation auftreten. Die Beispiele sollen dazu beitragen, den eigenen Alltag in einem Gesundheitsberuf sensibler wahrzunehmen.

Es handelt sich überwiegend um Ausschnitte aus Gesprächen in verschiedenen Einrichtungen des Gesundheitswesens. Unabhängig von der Art der Einrichtung können derartige Situationen jedoch in allen medizinisch-pflegerischen Institutionen in ähnlicher Form vorkommen.

Gespräch 1
Patient betritt die Einrichtung: »Guten Tag«
Mitarbeiter (ohne Aufzuschauen): »Der letzte macht die Tür zu, es zieht.«
Gespräch 2
Patient betritt die Einrichtung: »Guten Tag«
Mitarbeiter: »Moment, ich habe jetzt keine Zeit, setzen Sie sich dort bitte hin.«
Patient wartet geduldig. Nach 40 Minuten wendet er sich wieder an den Mitarbeiter: »Entschuldigung…«
Mitarbeiter: »Ja wo stecken Sie denn, ich warte schon die ganze Zeit auf Sie!«
Gespräch 3
Patient wendet sich an den Empfang: »Entschuldigung, ich suche die Röntgen…«
Mitarbeiter deutet auf ein Schild: »Können Sie nicht lesen?«
Gespräch 4
Angehöriger wendet sich auf der Suche nach dem Patienten an den Empfang: »Entschuldigung, ich suche…«
Mitarbeiter: »Haben Sie Ihre Karte dabei?«

Gespräch 5

Patient muss zur Toilette, kann aber den Weg dorthin nicht ohne Hilfe zurücklegen: »Könnten Sie mich bitte zur Toilette begleiten?«

Mitarbeiter ruft im Vorübergehen: »Ich sage Bescheid.«

Gespräch 6

Patient: »Ich soll mich hier melden.«

Mitarbeiter: »Warum?«

Patient: »Wegen einer Untersuchung.«

Mitarbeiter: »Das müsste ich schon ein bisschen genauer wissen.«

Patient: »Ich glaube ein Ultraschall.«

Mitarbeiter: »Na, da sind Sie hier verkehrt.«

Gespräch 7

Mitarbeiter: So, dann nehmen wir Sie hier mal auf.«

Patient: »Wieso, ich muss nach Hause.«

Mitarbeiter: »Das geht jetzt aber nicht, ich komme dann später noch einmal zu Ihnen, wir müssen da erst noch Einiges abklären.«

Gespräche im Gesundheitswesen sind durch einen hohen Zeitdruck geprägt. Dies führt im Arbeitsalltag zu typischen Gesprächsverläufen.

Häufige Besonderheiten:

- Unterbrechen
- Gespräch »abwürgen«
- Standardformulierungen
- Vertrösten auf einen späteren Zeitpunkt
- Entscheidungen abnehmen

Inhaltlich bleibt der Patient dann häufig sich selbst überlassen und interpretiert das Gespräch abhängig von seinem Kenntnisstand. Der Appell an seine Person beinhaltet dann, dass er sich noch gedulden möge, im Moment sei für weitere Informationen noch keine Zeit. Der Appell des Patienten beinhaltet meist Aussagen, die seine Hilfsbedürftigkeit ausdrücken. Der Beziehungsaspekt derartiger Gespräche ist von den individuellen Kommunikationspartnern abhängig, oftmals kommt jedoch in solchen Kontakten nur schwer eine Beziehung zustande. Der Selbstoffenbarungsaspekt dieser Kommunikation kann die Informationen beinhalteten, dass der Gesprächspartner sich gerne intensiver mit der Person beschäftigen würde.

3.4.1 Wortwahl

Bestimmte Ausdrücke und Floskeln finden sich traditionell in der medizinisch-pflegerischen Sprache, die meist unbewusst verwendet werden. An dieser Stelle werden einige Beispiele genannt.

So,...

Ein sehr häufig verwendeter Satzanfang in der Kommunikation mit Patienten oder Angehörigen ist das kleine Wörtchen »So«.

- So, nun wollen wir mal schauen, was Ihnen fehlt.
- So, ich helfe Ihnen jetzt beim Waschen.
- So, so, Ihnen geht es also nicht gut.
- So, jetzt werde ich Ihnen Blut abnehmen.

Die Verwendung des Wortes »So« geschieht meist unbewusst und automatisch. Für den Patienten bedeutet der Ausdruck »So, ...«, das nun etwas geschehen wird, was er nur bedingt beeinflussen oder verhindern kann.

Das Wörtchen »So« kann also als Androhung betrachtet werden.

Übung: »So«-Zählen
Trainiert die Kommunikation
Hilfsmittel: keine
Dauer: ein Arbeitstag

»So«

»So«-Zählen: Zählen Sie während eines einzigen Arbeitstages, wie häufig Sie das Wort »So« verwenden.

Müssen

Von frühester Kindheit an verbindet man mit dem Wort »müssen« eine Aufgabe, eine Verpflichtung, eine Notwendigkeit, einen Zwang und ganz prinzipiell ein negatives Ergebnis.

- **Du musst jetzt in den Kindergarten gehen.**
- **Du musst jetzt dein Zimmer aufräumen.**
- **Immer muss sich alles dreimal sagen.**
- **Du musst jetzt Hausaufgaben machen.**
- **Du musst dich anstrengen, damit du Abitur machen kannst.**
- **Muss ich heute noch irgendetwas machen?**

Im Gesundheitswesen wird der Ausdruck »müssen« ebenfalls mit negativen Erwartungen verknüpft.

- Sie müssen abnehmen.
- Sie müssen dieses Medikament dreimal täglich einnehmen.
- Müssen Sie zur Toilette?
- Ich muss Sie jetzt in die Röntgenabteilung bringen.
- Wir müssen Sie operieren.
- Sie müssen hier unterschreiben.
- Wir müssen unsere Verweildauer verbessern.
- Muss ich sterben?

Der Ausdruck »müssen« unterstreicht die Autorität des Gesprächspartners und schränkt die Wahlmöglichkeiten ein. Für die Person, die auf diese Art angesprochen wird, erscheint die Situation keinerlei Alternativen anzubieten.

»Müssen«-Sätze können positiver formuliert werden.

- Es ist von Vorteil, wenn Sie es schaffen abzunehmen.
- Dieses Medikament sollten sie dreimal täglich einnehmen.
- Kann ich Sie zur Toilette begleiten?
- Sie haben einen Termin in der Röntgenabteilung, kennen Sie den Weg dorthin?
- Eine Operation ist im Moment die beste Möglichkeit, um Ihre Beschwerden zu lindern.
- Wenn Sie das gelesen haben und damit einverstanden sind, können Sie hier unterschreiben.
- Wir haben im letzten Jahr eine gute Arbeit geleistet, in einigen Bereichen können wir uns noch weiter verbessern.

Der einzige Vorteil einer »Muss ich«-Frage, ist die Tatsache, dass sie eine klare »Ja« oder »Nein« Antwort verlangt. Der Gesprächspartner wird aufgefordert, seine Position festzulegen. Wenn der Gesprächspartner jedoch nicht klar antworten möchte, kann er um das Thema herumreden.

Bei »Muss ich«-Fragen sollten Sie immer überlegen, ob der Fragesteller tatsächlich eine klare Antwort haben möchte. Manchmal sind «Muss ich«-Fragen auch Ausdruck der Verzweiflung, um den Gesprächspartner aufzufordern, einen Hoffnungsschimmer als Antwort anzubieten. In diesem Fall ist es nicht erwünscht, lediglich ein »Ja« oder »Nein« zu hören.

Folgende Fragen würden Sie vermutlich nicht einfach mit »Ja« oder »Nein« beantworten:
- Muss ich für immer im Rollstuhl sitzen?
- Muss ich ins Pflegeheim?
- Muss mein Bein amputiert werden?
- Muss ich sterben?

»Muss ich«-Fragen sind als Ausdruck von Befürchtungen, Sorgen und existentiellen Ängsten (▶ Kap. 6) zu betrachten.

Wir

Das Wort »wir« wird im Gesundheitswesen in zweierlei Hinsicht verwendet. Zum einen soll es ausdrücken, dass eine Person etwas tun möchte, dies aber nicht direkt ausspricht. »Wir« beinhaltet in diesem Zusammenhang den Patienten und den Mitarbeiter. Beide Gesprächspartner »verbünden« sich, ohne dass einer der Partner dieser Verbindung aktiv zustimmen kann.

- Wollen wir mal sehen, was Ihnen fehlt?
- Wollen wir mal ans Waschbecken gehen?
- Wollen wir jetzt mal anfangen?

Im Alltag wird das Wort »wir« in dieser Bedeutung kaum verwendet. In anderen Berufsgruppen ist es nicht erforderlich, sich mit dem Kunden zu verbünden.

Wollen wir

Stellen Sie sich vor, Sie würden zum Metzger gehen, um Hackfleisch zu kaufen. Wenn der Metzger zu Ihnen sagen würde: »Wollen wir mal ein halbes Pfund Hackfleisch einpacken?«, wären Sie sicher irritiert.

In der zweiten Bedeutung des Ausdrucks »wir« ist die Gesamtheit der Mitarbeiter beinhaltet. Auch dies kann für den Patienten irritierend sein und seine Handlungsmöglichkeiten einschränken.

- Wir wollen Ihnen doch nur helfen.
- Wir wollen doch nur nicht, dass Sie verhungern.
- Wir müssen das Bettgitter hoch machen, wir wollen doch nicht, dass Sie aus dem Bett fallen.

In dieser Funktion impliziert das Wort »wir«, dass die Mitarbeiter einer Institution oder die kooperierenden Fachleute diese Meinung vertreten. Der Sprecher könnte genauso gut das Wort »ich« verwenden und seine Meinung dadurch eindeutig formulieren. Einfacher ist es manchmal, sich hinter dem Wort »wir« zu verstecken. Es beinhaltet die Aussage, dass alle Fachleute diese Ansicht als richtig erachten und sich ohne den Patienten »verbünden«

Der Patient einerseits und die Gesamtheit der Mitarbeiter andererseits bilden dadurch zwei Fronten: »Wir« auf der einen Seite und »Sie« auf der anderen Seite. Diese Lagerbildung kann ebenfalls Druck auf den Patienten ausüben und ihn dazu bringen, »unsere« Entscheidung zu akzeptieren.

»Wir« kann durchaus auch positive Aspekte beinhalten, etwa dann wenn dadurch zum Ausdruck gebracht wird, dass die Mitarbeiter für den Patienten in fürsorglicher Weise arbeiten möchten.

- Wir sind für Sie da.
- Wir passen auf Sie auf.
- Wir sorgen für Sie.
- Wir helfen Ihnen.

Allerdings könnte auch in diesem Fall genauso gut eine direkte Ansprache in der »Ich-Form« verwendet werden. In allen Bereichen des Gesundheitswesens kann man beobachten, dass Ausdrücke unbewusst eingesetzt werden, um den Patienten zu beeinflussen.

Da es sich bei jeglicher Form der Kommunikation auch um eine therapeutische Intervention handelt, kann die Wortwahl gezielt verwendet werden, um in Form einer positiven Sprache, Ziele zu erreichen.

3

3.4.2 Positive Sprache

Die Kommunikation im Gesundheitswesen ist eher symptom-, defizit- und problemorientiert. Durch die Wortwahl, durch Standardfloskeln und durch Befragungen des Patienten werden negative Aspekte betont.

- Sind Sie inkontinent?
- Wie lange können Sie schon nicht mehr richtig schlafen?
- Können Sie sich noch alleine versorgen?
- Wer richtet Ihre Medikamente?
- Seit wann ist Ihr Gedächtnis beeinträchtigt?

Übung: Lösung
Trainiert die Haltung
Hilfsmittel: keine
Dauer: variabel

Sprache kann auch positiv eingesetzt werden, um zum Ausdruck zu bringen, welche Kompetenzen der Patient besitzt. Schließlich hat der Betroffene es vor dem Kontakt mit der behandelnden Institution in irgendeiner Weise geschafft, den Alltag zu bewältigen. Möglicherweise hat er dabei Unterstützung durch professionelle oder Laienhelfer in Anspruch genommen. Dieses soziale Netz hat dazu beigetragen, seine Fähigkeiten zu erhalten oder Defizite auszugleichen.

Lösung

Versuchen Sie, nicht nur die Defizite zu betrachten, sondern auch die Fähigkeiten und Strategien, die der Patient und sein soziales Netz anwenden, um mit diesen Defiziten im Alltag zurechtzukommen. Welche Lösungen hat er für seine Probleme entwickelt? Kann er mit diesen Strategien auch in Zukunft selbstbestimmt leben?

Betonen Sie in der Kommunikation positive Aspekte, die der Patient eventuell gar nicht bewusst wahrnimmt. Dadurch wird zum einen das Selbstbewusstsein des Betroffenen gestärkt zum anderen können noch vorhandene Potenziale besser erkannt werden.

Dr. Schwarz spricht mit Frau Aumüller über Ihre Lebenssituation im Pflegeheim:

Dr. Schwarz: »Guten Tag, Frau Aumüller. Ich freue mich, Sie so munter anzutreffen.«

Fr. Aumüller: »Guten Tag, Herr Doktor, aber ich fühle mich eigentlich gar nicht so gut. Ich habe schon wieder solche Schmerzen. Ich kann ja kaum mein Zimmer verlassen, selbst der Weg zur Toilette ist eine Qual.«

Dr. Schwarz: »Aber bisher können Sie das alles noch gut alleine bewältigen. Ich finde das beachtlich.«

Fr. Aumüller: »Ja, wissen Sie, ich habe mich auch nie in meinem Leben einfach hängen lassen, das hätte ich mir gar nicht erlauben können. Ich musste mich ja um die Familie kümmern und bin nebenher noch arbeiten gegangen.«

Dr. Schwarz: »Deshalb sind Sie heute auch noch so mobil und unabhängig, trotz Ihrer Schmerzen. Wenn Sie möchten, kann ich Ihnen auch ein Schmerzmittel verordnen, ich denke aber, mit ein bisschen Gymnastik und einer Wärmflasche wird es auch wieder besser.«

Fr. Aumüller: »Das stimmt. Ich mache ja jeden Tag meine Übungen, morgens und abends. Das hilft mir auch.«

Dr. Schwarz: »Das sollten Sie auch unbedingt fortführen.«

Fr. Aumüller: »Das werde ich auch.«

Das Gespräch zeigt, dass positive Formulierungen die Kommunikation in eine lösungsorientierte Richtung lenken können.

Übung: Positive Sprache
Trainiert die Haltung
Hilfsmittel: keine
Dauer: variabel

Positiv

Positive Sprache: Versuchen Sie, einzelne Gespräche mit Patienten aber auch mit Angehörigen im Hinterkopf zu speichern. Analysieren Sie nun Ihre Sprache: Haben Sie positive oder negative Formulierungen verwendet? Welche Sprache hat der Gesprächspartner eingesetzt? Können Sie die negativen Anteile positiv umformulieren?

Achten Sie im nächsten Gespräch bewusst auf positive Formulierungen und beobachten Sie die Reaktion des Gesprächspartners.

3.4.3 Miteinander reden

Mitarbeiter in Gesundheitsberufen reden üblicherweise einen großen Teil ihrer Arbeitszeit mit Patienten, Angehörigen und Kollegen. Nicht immer ist der Gesprächsverlauf so gestaltet, dass die kommunizierenden Personen miteinander reden, oftmals überwiegen die Gesprächsanteile eines Gesprächspartners.

Miteinander reden ist gleichbedeutend mit einem Informationsaustausch im Dialog. Auch wenn ein Gesprächspartner einen deutlich höheren Anteil an der Kommunikation übernimmt, kann ein Informationsaustausch nur dann stattfinden, wenn der andere Gesprächspartner aktiv an der Kommunikation teilnimmt.

Je nach Gesprächsverlauf hat man im Anschluss gelegentlich das Gefühl, dass kein wirklicher Dialog stattgefunden hat, sondern ein Partner einen Vortrag gehalten oder eine endlose Jammertirade von sich gegeben hat.

3

Buchtipp

Weitere Anregungen finden Sie in dem Buch «Wie bitte?« Kommunikation in Gesundheitsberufen von Renate Tewes, Springer-Verlag.

Insbesondere bei kognitiv beeinträchtigten Patienten bleibt am Gesprächsende immer wieder die Frage offen, was von den Inhalten überhaupt beim Kommunikationspartner angekommen ist.

Übung: Was?
Trainiert die Kommunikation
Hilfsmittel: eine Person
Dauer: variabel

Das miteinander Reden im Dialog kann man üben. Allerdings ist es sinnvoll diese Übung mit vertrauten Personen im Alltag durchzuführen, da es im Patientengespräch eventuell befremdlich wäre, wenn hinterfragt wird, was der Gesprächspartner verstanden hat. Das Vertrauensverhältnis könnte in diesem Fall gestört werden.

Diese Übung können Sie mit Ihrem Partner, Ihren Kindern oder Freunden und Bekannten durchführen. Sie sollten zunächst eine geeignete Person auswählen und diese über den Sinn und den Ablauf der Übung informieren.

Was?

Beginnen Sie ein vollkommen normales Gespräch über Themen, über die Sie mit dieser Person sonst auch sprechen. Allerdings unterbrechen Sie das Gespräch in kurzen Abständen um sich zu erkundigen, was gesagt wurde. Ihr Gesprächspartner macht das Gleiche. Im Verlauf des Gesprächs fragen beide Partner immer wieder: »Was hast du gesagt?«

Oder auch »Wie bitte?«, oder »Habe ich das richtig verstanden?«. Auch wenn Ihnen und Ihrem Gesprächspartner der Verlauf der Kommunikation albern erscheint, stellen Sie im Nachhinein fest, dass Sie die Inhalte des Gesprächs intensiver ausgetauscht haben.

Empathisch Hören

Miteinander reden funktioniert nur dann in Form eines Dialogs, wenn alle Gesprächspartner auch zuhören.

Familie Müller sitzt beim Abendessen. An diesem Abend findet ein wichtiges Fußballspiel statt, so dass Herr Müller während des Essens nebenher den Fernseher im Auge hat. Die Kinder erzählen von ihrem Tag und berichten, was sich in der Schule und beim Kieferorthopäden ereignet hat. Frau Müller erzählt, wie unangenehm der Tag begonnen hatte und wie sehr sie sich über den Nachbarn geärgert hat. Herr Müller gibt in regelmäßigen Abständen ein Brummen von sich, das nach »Hm« oder »Aha« klingt. Schließlich wird die Tochter ärgerlich: »Papa, du hörst ja gar nicht zu!«

Zuhören alleine ist in Gesundheitsberufen in vielen Gesprächen nicht ausreichend. Die Mitarbeiter in Gesundheitsberufen sollten auf eine besondere Art an der Kommunikation teilnehmen.

Um eine gelungene Kommunikation mit Patienten zu erreichen, sollte im Gesundheitswesen aktiv und emphatisch gehört werden. Empathisch Hören bedeutet, mit dem Gesprächspartner in Kontakt treten, seine Informationen aufnehmen und analysieren und dabei die eigenen Bedürfnisse zurückstellen.

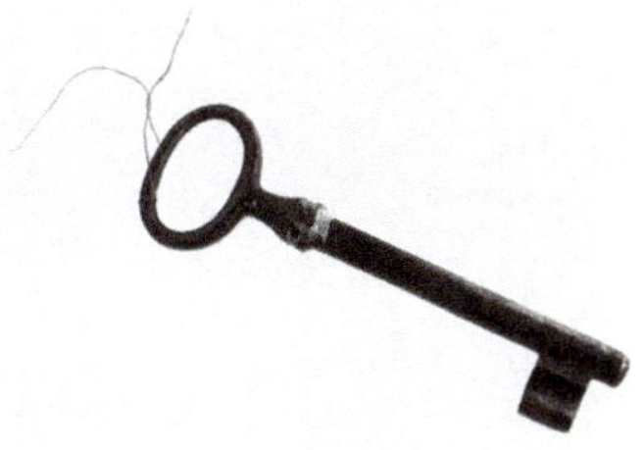

Abb. 3.6 Der Ohrschlüssel. Schließen Sie Ihre Ohren auf (Copyright: Ralph Aichinger/pixelio.de)

Die Fähigkeit des empathischen Hörens kann nicht in einem Studium oder einer Ausbildung erlernt werden. Sie wird durch Erfahrung, Aufmerksamkeit, Konzentration und Wertschätzung erworben.

Aktives, empathisches Hören können Sie in der folgenden Übung trainieren.

Übung: Ohrschlüssel
Trainiert die Empathie
Hilfsmittel: keine
Dauer: variabel

Empathie

Ohrschlüssel: Sie können Ihre Ohren mit dem Ohrschlüssel (Abb. 3.6) aufschließen, um in einem Gespräch empathisch und aktiv zu Hören und die Inhalte »mit offenem Ohr« aufzunehmen. Sie stellen sich Ihren Ohrschlüssel in Gedanken vor, nehmen ihn zur Hand und schließen Ihre Ohren damit auf.

Wenn Ihnen dies gelingt, signalisieren Sie Ihrem Gesprächspartner »Ich bin ganz Ohr«. Selbstverständlich dürfen Ihre Ohren bei Unwichtigem und Nebensächlichkeiten auch in Gedanken mit dem Ohrschlüssel wieder abgeschlossen werden.

3.4.4 Miteinander schweigen

Ebenso wichtig wie das gemeinsame Reden ist auch die Fähigkeit, miteinander schweigen zu können. Ähnlich wie beim empathischen Hören ist diese Kompetenz nicht durch theoretischen Unterricht erlernbar. Auch hier müssen Erfahrungen und Erlebnisse mit Patienten und Angehörigen durchlebt werden.

Im Gesundheitswesen gibt es immer wieder Situationen, in denen der Patient durch ungünstige Diagnosen oder durch unerwartete Mitteilungen erst einmal schockiert ist. Stellt man fest, dass eine Information den Betroffenen überfordert, neigt man dazu, erst einmal die Situation zu verlassen. Die Mitteilung: »Ich komme später noch einmal auf Sie zu.«, oder: »Darüber können wir beim nächsten Mal reden.«, ist eine zeitsparende Strategie, um das Schweigen des Patienten zu durchbrechen.

Schweigen ist manchmal nur sehr schwer auszuhalten.

Mit einer Person zu schweigen, signalisiert aber auch, dass man bereit ist, das Schweigen zu ertragen und sich Zeit für die Person zu nehmen.

Schweigen

Wenn Sie bemerken, dass Sie das Schweigen nicht mehr länger aushalten können, ist der sokratische Dialog eine geeignete Methode, um früher oder später wieder ins Gespräch zu kommen. Es ist ebenfalls legitim, das Gefühl der Überforderung ehrlich zu äußern.

3.4.5 Der sokratische Dialog

Der griechische Philosoph Sokrates (496–399 v. Chr.) verwendete den sokratischen Dialog, um seinen Schülern wahre Erkenntnisse zu vermitteln und dadurch Wissen zu schaffen. Diese Art der Gesprächsführung bezeichnete er auch als Mäeutik. Der Begriff *mäeutik* bedeutet übersetzt aus dem Altgriechischen die Hebammenkunst. Sokrates Ziel war es, im Verlauf des Gesprächs Erkenntnisse »zu entbinden«, also ans Licht zu bringen.

Der sokratische Dialog mit der Technik der Mäeutik beruht auf der Annahme, dass der Kommunikationspartner das Wissen in seiner angeborenen Vernunft schon besitzt, so dass es durch offene Fragen lediglich bewusst gemacht werden muss.

Der sokratische Dialog auch sokratische Methode genannt, verläuft in drei Schritten.

Sokratischer Dialog:

1. Selbsterkenntnis
2. Bewusstsein des Nichtwissens
3. Suche nach dem Wissen

Der sokratische Dialog wird auch in der Psychotherapie eingesetzt.

Sokratischer Dialog

Dr. Schwarz: »Frau Aumüller, Sie sagten, Sie fühlen sich so einsam. Was tun Sie, um mit diesem Gefühl umzugehen?«

Fr. Aumüller: »Darüber habe ich mir noch keine Gedanken gemacht.«

Dr. Schwarz: »Was würden Sie mir raten, wenn ich unter meiner Einsamkeit sehr leiden würde?«

Fr. Aumüller: »Ich würde Ihnen empfehlen, mit jemandem darüber zu reden.«

Dr. Schwarz: »Mit wem könnte ich darüber reden?«

Fr. Aumüller: »Ach, ich denke am ehesten mit Ihrer Frau oder Ihren Kindern.«

Dr. Schwarz: »Könnten Sie sich vorstellen, mit Ihren Kindern darüber zu reden?«

Fr. Aumüller: »Das kann ich mir im Moment nicht gut vorstellen, ich möchte doch meine Kinder nicht auch noch mit meinen Problemen belasten. Sie haben ja genug um die Ohren.«

Dr. Schwarz: »Glauben Sie, dass es Ihre Kinder belasten würde?«

Fr. Aumüller: »Ja und Nein. Sicher würden sie es als Belastung empfinden, wenn sie das Gefühl hätten, mir gegenüber ein schlechtes Gewissen haben zu müssen. Andererseits würden sie es wohl als ehrlich empfinden, wenn ich ihnen davon erzähle.«

Dr. Schwarz: »Das denke ich auch.«

Fr. Aumüller: »Ich muss mir das in Ruhe durch den Kopf gehen lassen.«

Ü: Lernziele

- Versuchen Sie, verbale und nonverbale Anteile der Kommunikation bewusst zu unterscheiden.
- Beobachten Sie den Kommunikationsstil an Ihrem Arbeitsplatz.
- Setzen Sie Methoden, wie das empathisch Hören oder den sokratischen Dialog bewusst im Berufsalltag ein.

Achtung Körperkontakt

» Es gibt keine Freiheit ohne gegenseitiges Verständnis. (Albert Camus) «

Der Körperkontakt ist in Einrichtungen des Gesundheitswesens vollkommen selbstverständlich und unvermeidlich. Dabei wird immer die soziale Distanz durchbrochen, die für jeden Menschen einen Schutzraum darstellt.

Das Unterschreiten der intimen Distanz und somit das Eindringen in die Intimsphäre des Patienten ist von verschiedenen Faktoren abhängig, beispielsweise kulturelle Besonderheiten, kognitive Fähigkeiten des Patienten und damit das Verständnis für den Sinn der Maßnahme, Alter des Patienten und bisherige Erfahrungen mit Intimsphäre und Sexualität.

Sexuell traumatisierte Patienten verarbeiten Erfahrungen im Gesundheitswesen anders, wobei die Kommunikation über sexuelle Themen insgesamt schwierig und unangenehm ist.

4.1 Soziale Distanz

Die Proxemik, die Lehre des Nähe-Distanz-Verhältnisses, beschäftigt sich mit dem Raumverhalten als Bestandteil der nonverbalen Kommunikation (► Kap. 3).

Dabei werden Distanzen bestimmt, deren Unterschreitung für den Gesprächspartner als unangenehm empfunden werden. Die Messungen weisen kulturelle Unterschiede auf.

Distanzen für Mitteleuropäer:

- Öffentliche Distanz: über 360 cm
- Soziale Distanz: 120 bis 360 cm
- Persönliche Distanz: 45 bis 120 cm
- Intime Distanz: unter 45 cm

Kontakte im Gesundheitswesen finden größtenteils im Bereich der persönlichen Distanz statt, allerdings wird häufig auch im Bereich der intimen Distanz agiert.

> **Die persönliche Distanz ist für Patienten im Kontakt zu Gesundheitsberufen eher unproblematisch, da normalerweise eine persönliche Beziehung zwischen den Akteuren entsteht – dies ist jedoch nicht immer der Fall. Die Unterschreitung der intimen Distanz, also das Vordringen in die Intimsphäre, kann als unangenehm und peinlich empfunden werden.**

4.2 Intimsphäre

Das Vordringen in die Intimsphäre eines Patienten, also das Unterschreiten der intimen Distanz, ist im Gesundheitswesen dann besonders unangenehm, wenn es mit Nacktheit verbunden ist. Dies ist im Gesundheitswesen besonders häufig der Fall. Ein großer Teil medizinisch-pflegerischer Maßnahmen ist nur möglich, wenn der Patient zumindest teilweise entkleidet ist.

Laura ist elf Jahre alt und muss wegen starker Kopfschmerzen eine Kernspintomographie durchführen lassen. Sie wird in einen großen Raum gebracht, indem mehrere Ärzte vor Computern sitzen und Befunde erstellen. Hier befindet sich auch eine kleine Umkleide. Laura wird angewiesen, sich bis auf die Unterwäsche auszuziehen, dann den großen Raum zu durchqueren, um zum Untersuchungszimmer zu gelangen. Laura verweigert dies. Das Durchqueren des Raums in Unterwäsche ist für sie unvorstellbar.

Das Entkleiden, Umkleiden und das Tragen spezieller Kleidung, beispielsweise Netzhosen, Flügelhemden oder Inkontinenzmaterial, beinhalten mehrere unangenehme Aspekte.

Unangenehme Faktoren:

- Der nackte Körper wird sichtbar
- Die Unterwäsche wird sichtbar
- Verschiedene Besonderheiten werden sichtbar, z. B.:
  - Narben
  - Hautveränderungen
  - Gewichtsveränderungen
  - Soziale Herkunft anhand der Qualität der Kleidung
  - Pflegezustand
  - Kontinenzprobleme

Gerade ältere Patienten empfinden das Unterschreiten der intimen Distanz als besonders peinlich, da sie aufgrund ihrer Erziehung Nacktheit außerhalb der persönlichen Umgebung vermeiden.

Herr Bühler wurde in einer stationären Einrichtung aufgenommen. Zunächst gefällt ihm das Ambiente sehr gut und er fühlt sich geborgen. Nach einigen Tagen kommt sein Hausarzt, um nach ihm zu sehen. Er erkundigt sich, ob Herr Bühler sich in der neuen Umgebung schon gut eingelebt hat.

Herr Bühler antwortet: »Ach Herr Doktor, es ist ja eigentlich sehr schön hier, aber lassen Sie sich nicht täuschen. Ich kann kaum glauben, wo ich hier hin geraten bin. Ich sage es Ihnen ganz offen, das ist ein Freudenhaus. Jede Nacht schleicht sich so eine Dame, Sie wissen schon, an mein Bett, nimmt meine Decke weg und fasst an meinen Penis. Sie fummelt dann da rum und ich will das gar nicht, ich war mit meiner Frau immer sehr glücklich verheiratet.«

Bei der vermeintlichen Prostituierten handelte es sich um die Nachtschwester, die Herren Bühler die Urinflasche anlegen möchte, ohne dass der Mitpatient im Zimmer gestört wird.

Normalerweise ist das Eindringen in die Privatsphäre oder Intimsphäre für Patienten im Gesundheitswesen nachvollziehbar, da ihnen die Notwendigkeit von medizinisch-pflegerischen Maßnahmen bewusst ist.

Im Kontakt zu Patienten mit kognitiven Einschränkungen fehlt dieses Verständnis häufig, der Patient fühlt sich dann bedrängt oder sexuell genötigt.

Frau Huber ist an einer fortgeschrittenen Demenz erkrankt. Sie wird in einer spezialisierten Einheit betreut und fühlt sich dort sehr wohl. Zu Eskalationen kommt es jedoch jeden Abend nach dem Abendessen. Frau Huber sitzt dann im Speisesaal und wird nach dem Essen von den Mitarbeitern befragt, ob sie zur Toilette gehen möchte. Da die alte Dame aufgrund ihrer Orientierungsstörungen den Weg dorthin nicht kennt, wird ihr Begleitung angeboten.

Frau Huber ist jedoch der Meinung, dass sie sich nicht in einer Gesundheitsinstitution aufhält, vielmehr vermutet sie, sie sei in einer Gaststätte zum Abendessen. Unverständlich ist ihr, warum der Wirt des Gasthauses sie zur Toilette begleiten möchte. Sie vermutet eine offene sexuelle Andeutung hinter diesem Angebot und ist darüber schockiert

Ähnliche Situationen finden überall im Gesundheitswesen statt. Besonders häufig beobachtet man Ereignisse, die sexuell motiviert erscheinen, in Fachbereichen, die sich mit den Genitalorganen beschäftigen, beispielsweise gynäkologische oder urologische Einheiten. Auch dermatologische oder psychiatrische Erkrankungen können als verdächtig für sexuelle Handlungen empfunden werden.

Gelegentlich befürchten auch Patienten, die eine Narkose erhalten, dass während dieser Zeit Handlungen an ihnen vorgenommen werden, die sie nicht kontrollieren können. Durch die Tatsache, dass sexueller Missbrauch im Gesundheitswesen immer wieder einmal in den Medien auftaucht, werden solche Befürchtungen verstärkt.

4.2.1 Sexualität

Der Umgang mit Sexualität ist in allen Bereichen des Gesundheitswesens ein peinliches, unangenehmes Thema für Patienten, aber auch für Mitarbeiter.

Erkrankungen, die mit einer Veränderung an den Geschlechtsorganen verbunden sind, werden von den Betroffenen nach Möglichkeit verheimlicht. Auch in der Kommunikation mit Mitarbeitern des

Gesundheitswesens versuchen Patienten oftmals, die Symptome zu umschreiben.

Sprache

Problematisch ist auch die Auswahl der richtigen Vokabeln für den Patienten. Wie soll er Geschlechtsorgane oder Geschlechtsverkehr benennen?

In anderen Kulturen gelten für den Umgang mit Erkrankungen, die die Geschlechtsorgane betreffen, und für Untersuchungen, die in die Intimsphäre vordringen, teilweise spezielle Regelungen. So ist es beispielsweise in vielen arabischen Ländern nicht erlaubt, dass ein Arzt eine Frau gynäkologisch untersucht ohne die Erlaubnis ihres Ehemanns. Außerdem kann es in diesen Ländern, aber auch in Indien notwendig sein, während jeglicher Manipulation an den Genitalorganen, den Unterleib mit einem Tuch abzudecken.

Werden nun Patienten aus diesen Kulturkreisen in westlichen Gesundheitseinrichtungen betreut, ist es sinnvoll, diese Vorschriften nach Möglichkeit soweit es geht zu berücksichtigen. Wenn Unklarheiten bestehen, ist es immer besser, sich zuerst über die Gegebenheiten zu informieren.

Sexualität ist auch ein Thema in Langzeitpflegebereichen, in Wohnheimen und in der Betreuung von Behinderten und chronisch psychisch Erkrankten.

Der Einsatz von Prostituierten in Langzeitpflegeeinrichtungen wird immer wieder kontrovers diskutiert. Dabei ist zu bedenken, dass Sexualität auch im Alter oder bei körperlicher Behinderung ein normales Bedürfnis ist und nicht zwingend mit Geschlechtsverkehr verbunden sein muss. Das Bedürfnis nach Zärtlichkeit, Körperkontakt und liebevoller Zuwendung wird im normalen Alltag einer medizinisch-pflegerischen Einrichtung nicht erfüllt.

Strittig ist in diesem Zusammenhang die Fragestellung, inwieweit sexuelle Handlungen in diesen Einrichtungen von den Mitarbeitern zugelassen werden können.

Nicht immer ist eindeutig festzustellen, ob sexuelle Handlungen von beiden Partnern freiwillig gewünscht werden. Besonders schwierig ist diese Einschätzung bei sexuell traumatisierten Menschen.

Die hohe Dunkelziffer von Missbrauch und Misshandlung führt dazu, dass in allen Bereichen des Gesundheitswesens Patienten anzutreffen sind, die in der Vergangenheit Opfer sexueller Gewalt geworden sind. Die traumatischen Erlebnisse hinterlassen tiefe Spuren in der Psyche der Betroffenen, so dass alltägliche medizinisch-pflegerische Maßnahmen eine Assoziation zu dem Missbrauch und eine damit verbundene Re-Traumatisierung hervorrufen können.

Da Mitarbeiter in Gesundheitsberufen alltäglich in die Intimsphäre des Patienten eindringen müssen, beispielsweise bei der Intimpflege, bei Manipulationen durch Katheter, bei Injektionen, beim Schreiben eines EKG's, bei Untersuchungen, selbst bei kleinen Maßnahmen, wie Blutdruck messen, sollte die Gefahr bedacht werden, dass der Patient diese Maßnahme falsch einordnet.

Bevor Sie die intime Distanz unterschreiten, sollten Sie immer eine Erlaubnis einholen. Fragen Sie den Patienten vorher, ob Sie diese Maßnahme durchführen dürfen. Wenn Sie befürchten, dass eine dringend notwendige Maßnahme falsch eingeordnet werden kann, sollten Sie diese Maßnahme immer zu zweit durchführen.

In vielen Einrichtungen ist es üblich, den Patienten vorab zu fragen, welches Geschlecht des Mitarbeiters er bei der Durchführung von Maßnahmen bevorzugt. Wenn ein Patient äußert, dass er nur von gleichgeschlechtlichen Personen untersucht oder angefasst werden möchte, muss dieser Wunsch unbedingt berücksichtigt werden. Gelegentlich ist es jedoch aufgrund der Personalbesetzung nicht möglich, dass immer eine gleichgeschlechtliche Person anwesend ist.

Wenn eine gewünschte gleichgeschlechtliche Betreuung nicht möglich ist, sollten Maßnahmen nur im absoluten Notfall durchgeführt werden.

Ü: Lernziele

- Die Überwindung der intimen Distanz ist in Gesundheitsberufen alltäglich und unvermeidbar
- Die eigene Einstellung zu Körperlichkeit und Sexualität ist ausschlaggebend für ein Empfinden von Normalität im Zusammenhang mit der Intimsphäre
- Ältere Menschen und Patienten mit kognitiven Defiziten können häufig den Sinn von Maßnahmen nicht nachvollziehen und bewerten diese falsch
- Sexuell traumatisierte Patienten sind in allen Gesundheitsbereichen anzutreffen, eine Re-Traumatisierung ist zwingend zu vermeiden

Bewusste Ernährung

5

» Deine Nahrungsmittel seien deine Heilmittel. (Hippokrates) «

Das Thema Ernährung ist in allen Institutionen des Gesundheitswesens von essenzieller Bedeutung. Im ambulanten Bereich werden der Ernährungszustand und die Ernährungsgewohnheiten des Patienten beobachtet, im stationären Bereich werden zusätzlich Speisen angeboten.

Die Hilfestellung bei der Nahrungsaufnahme muss in einer Form stattfinden, die dem Betroffenen Achtsamkeit vermittelt. Bedenkt man, dass der Patient durch die Notwendigkeit dieser Hilfestellung in extremer Weise in seiner Selbstbestimmung beeinträchtigt ist, muss die Aktivierung und Wahrung der Eigenständigkeit oberste Priorität besitzen.

Achtsamkeit zeigt sich in diesem Zusammenhang zum einen in der Beobachtung einer Person und der Kenntnisnahme und Berücksichtigung ihrer individuellen Gewohnheiten zum anderen bedeutet sie auch, dem Patienten eine gesunde, qualitativ angemessene Nahrung anbieten zu können.

Ein wertschätzender Umgang im Zusammenhang mit Nahrungskarenz oder Nahrungsverweigerung wird durch die Durchführung einer ethischen Fallbesprechung ermöglicht. Dies ist besonders dann von Bedeutung, wenn es um die Anlage einer PEG geht.

5.1 Ernährungszustand

Eine Bewertung des Ernährungszustandes wird in medizinisch-pflegerischen Institutionen zunächst durch Inaugenscheinnahme vorgenommen. Eine grobe Unterscheidung in guter, ausreichender oder schlechter Ernährungszustand wird durch die Körpermaße vorgenommen.

Bei der weiterführenden Diagnostik können dann noch Größe und Gewicht sowie der BMI gemessen bzw. berechnet werden. Dadurch erhält man einen groben Eindruck bezüglich des Ernährungszustandes einer Person. Weitere Informationen liefern spezielle Assessments oder Laboruntersuchungen.

Fehleinschätzungen bei der Bewertung des Ernährungszustandes sind häufig, wenn der Patient sich eigentlich mit dem Gewicht und dem BMI im Normbereich befindet oder wenn er gar übergewichtig ist.

Bei normalem oder erhöhtem Gewicht beziehungsweise BMI werden Mangelernährung oder Fehlernährung leicht übersehen. Auch erhebliche Gewichtsverluste werden dann nicht zwingend als negativ oder gefährdend betrachtet.

Durch Qualitätsprüfungen und das Interesse der Medien wurde das Thema Mangelernährung in den Fokus gerückt. Für jede medizinisch-pflegerische Institution ist der Vorwurf des »Verhungerns« ein dramatisches Ereignis. Dabei wird jedoch nicht der Einzelfall betrachtet, bei dem es eventuell eine nachvollziehbare Ursache für einen Gewichtsverlust gibt. Stattdessen wird die gesamte Institution beschuldigt mit Aussagen wie »Die lassen die Patienten verhungern« oder »Dort gibt es nichts Richtiges zu essen«.

Wenn Patienten eine Einrichtung weiterempfehlen, kommt als wichtiger Faktor immer auch das Thema Essen zum Tragen. Meist wird das Essen gleich nach der fachlichen und menschlichen Qualifikation der Mitarbeiter genannt, gelegentlich sogar an erster Stelle.

Essen

Aussagen, wie »Das Essen ist dort gut« oder »Dort gibt es ungenießbares Essen« werden oftmals synonym verwendet mit »Da kann man hingehen« bzw. »Die Einrichtung ist von schlechter Qualität«.

Die Bedeutung der Ernährung als Genuss und soziales Erlebnis kann ein entscheidender Faktor für die Lebensqualität sein, vor allem dann, wenn es sich um eine Langzeiteinrichtung handelt.

5.2 Ernährungsgewohnheiten

Individuelle Vorlieben und Abneigungen sind entscheidend für die Erhebung einer Ernährungsanamnese. Biografische Aspekte sollten erfragt werden, um bei drohender Mangelernährung geeignete Speisen anbieten zu können.

Nachfragen

Ist der Patient nicht in der Lage, seine Wünsche zu äußern, können andere Bezugspersonen befragt werden. Vorlieben und Abneigungen können sich im Verlauf der Betreuung verändern, bedingt auch durch Krankheiten oder Unverträglichkeiten. Deshalb sollten diese Aspekte in regelmäßigen Abständen evaluiert werden.

Wenn Patienten in einer stationären Einrichtung betreut werden, ist nicht nur das Speisenangebot durch die Betroffenen kaum zu beeinflussen, auch die Uhrzeiten weichen gegebenenfalls von den häuslichen Gewohnheiten ab.

Herr Fischer ist 72 Jahre alt und wurde in einer Pflegeeinrichtung aufgenommen. Über 40 Jahre hat er in drei Schichten bei einem Automobilhersteller gearbeitet. Durch die langjährige Schichtarbeit hat er seinen Tagesablauf so gestaltet, dass er am Morgen nur Kaffee oder Tee trinkt, mittags isst er ein belegtes Brot und am Abend eine warme Mahlzeit. Gegen 23 Uhr abends hat er immer noch eine kleine Mahlzeit zu sich genommen. Der Tagesablauf von Herrn Fischer passt nicht zu den Gegebenheiten in der Einrichtung, die Mitarbeiter haben jedoch versucht, diese an die Bedürfnisse von Herrn Fischer anzupassen. Das Mittagessen von Herrn Fischer wird in der Küche gekühlt aufbewahrt und am Abend in der Mikrowelle erwärmt.

Um einen achtsamen Umgang mit den Ernährungsgewohnheiten von Patienten zu erreichen, benötigt man Flexibilität und Kreativität, insbesondere dann, wenn Migranten stationär betreut werden. Die Zubereitung einer Moslemkost ist in Großküchen zunächst kein Problem. Schwierigkeiten können aber auftreten, wenn Patienten aus religiösen Gründen fasten, etwa im Ramadan.

Je nach Art der stationären Einrichtung, kann es auch zu Ernährungsproblemen kommen, wenn Patienten eine spezielle Diätform benötigen, beispielsweise glutenfrei oder lactosefrei.

Eine Sonderform der Diät ist die Wunschkost, die vor allem bei onkologischen Patienten notwendig sein kann. Bei dieser Kostform muss die Informationsweitergabe zwischen den beteiligten Abteilungen klar geregelt werden.

5.3 Nahrungskarenz

Wenn ein Patient vorübergehend oder langfristig keine Nahrung zu sich nehmen darf oder kann, gehen die Sinnesreize des Geschmacksempfindens komplett verloren. Auch der Geruch und der Anblick von Essen verlieren für diesen Patienten oftmals ihre positive Bedeutung.

Essen ist natürlich mehr als nur Kalorienzufuhr, Appetit und Genuss sind ebenfalls ein entscheidender Faktor (Abb. 5.1).

In stationären Einrichtungen wird teilweise in Gemeinschaft gegessen, entweder im Speiseraum oder im Mehrbettzimmer. Für Patienten mit Nahrungskarenz kann es eine zusätzliche Belastung darstellen, den anderen beim Essen zusehen zu müssen. Andere Betroffene empfinden es als angenehm, beim Essen dabei zu sein, auch wenn sie nicht mitessen können.

Bei allen Patienten mit Nahrungskarenz sollten individuelle Maßnahmen der Basalen Stimulation angeboten werden..

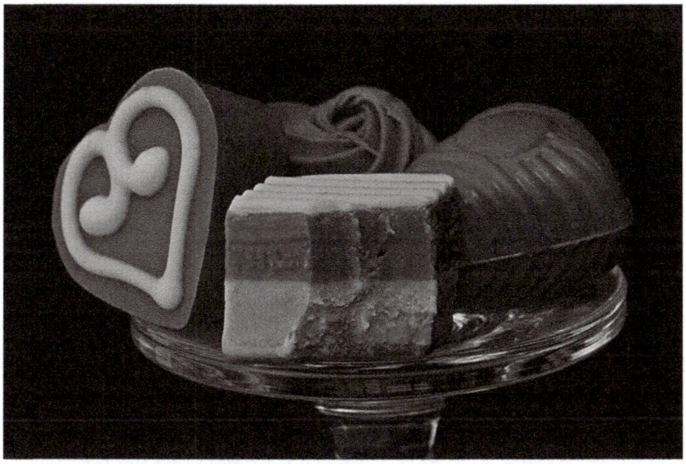

Abb. 5.1 **Genuss** (Copyright: birgitH/pixelio.de)

Frau Höflein wird nach einem Apoplex mit einer massiven Schluckstörung seit zwei Jahren vollständig über eine PEG ernährt. Da sie früher sehr gerne für ihre Familie gekocht hat, schaut sie mit großem Vergnügen Kochsendungen im Fernsehen. Um ihr dennoch Geruchs- und Geschmacksreize anzubieten, bekommt sie täglich zur Mittagessenszeit eine kleine Menge des Essens in einer Kompresse in die Backentasche gelegt. Frau Höflein ist mit dieser Lösung sehr zufrieden.

Die Bedeutung der Mundhygiene ist für Patienten mit Nahrungskarenz zu berücksichtigen.

5.4 Soziale Aspekte der Ernährung

In allen Kulturen hat die Nahrungsaufnahme auch eine soziale Funktion. Die Zubereitung von Mahlzeiten findet zum Teil ebenfalls in der Gemeinschaft statt. Viele Patienten sind außerdem daran gewöhnt, Mahlzeit im Familienkreis einzunehmen.

5.4.1 Tischgesellschaft

In stationären Einrichtungen wird häufig Wert darauf gelegt, die Nahrungsaufnahme in der Gemeinschaft zu ermöglichen und zu fördern.

Das Essen in Gemeinschaft mit fremden Menschen oder alleine kann sich allerdings auch negativ auf den Appetit auswirken. Gemeinsame Mahlzeiten sind ein Kann-Angebot, kein Muss.

5.4.2 Einschränkungen bei der Nahrungsaufnahme

Gerade in Langzeitpflegeeinrichtungen bilden sich gewollte oder unfreiwillige Tischgemeinschaften, die für den einzelnen positive oder negative Auswirkungen haben können. Dies ist besonders dann relevant, wenn der Patient Hilfestellung bei der Nahrungsaufnahme benötigt.

Die 95-jährige Frau Model kann durch Beeinträchtigungen der Feinmotorik das Besteck nicht mehr selbstständig zum Mund führen. Ihr Sohn reicht ihr deshalb das Essen an. Frau Model isst dabei jedoch immer nur einige Bissen, da sie davon überzeugt ist, sie würde dem Sohn sein Essen wegnehmen. Immer wieder schiebt sie seine Hand zur Seite und sagt dabei: »Jetzt musst erst du dich sattessen.« Daraufhin wird eine Nachbarin gefragt, ob sie diese Aufgabe übernehmen könne. Diese ist gerne bereit, Frau Model zu unterstützen, und möchte ihr das Essen anreichen. Nun wird Frau Model jedoch wütend. Sie schlägt der Nachbarin den Löffel aus der Hand und ruft entsetzt: »Nein, ich esse doch nicht von Ihrem Teller!« Schließlich empfiehlt eine Ergotherapeutin, die Frau Model einmal in der Woche behandelt, ein spezielles Besteck und eine Tellerranderhöhung für sie zu besorgen. Damit kann Frau Model weitgehend alleine essen. Der Sohn isst gleichzeitig von seinem eigenen Teller und führt ihren Arm, wenn ihre Kraft nicht ausreicht.

Um die Situation bei körperlichen Einschränkungen im Zusammenhang mit der Nahrungsaufnahme nachzuempfinden, dient die folgende Übung

Sie sitzen im Flugzeug und die freundliche Flugbegleiterin hat Ihnen gerade ein Tablett mit einer heißen Aluschale gebracht. Nun öffnen Sie die Schale vorsichtig, da Sie sich sonst die Finger verbrennen, packen das stumpfe Plastikbesteck aus der Verpackung und versuchen, damit das Essen, das Sie nicht eindeutig identifizieren können, so schnell wie möglich zu essen, da Sie vermuten, dass die Tabletts gleich wieder eingesammelt werden. Im Anschluss wird Kaffee serviert. Vorsichtig öffnen Sie das kleine Döschen mit der Kaffeesahne, nicht ohne dabei die Krawatte Ihres Sitznachbarn zu bespritzen und versuchen trotz der leichten Turbulenzen, Ihren Kaffee zu trinken, ohne einen Großteil zu verschütten.

Diese Situation ähnelt der Esssituation eines Patienten, der im Bett isst oder der wegen motorischer Probleme nicht in der Lage ist, kleine Marmeladendöschen oder Aluverpackungen von Schmelzkäse zu öffnen, bzw. wegen eines eingeschränkten Visus nicht erkennen kann, was er angeboten bekommt.

In diesem Zusammenhang sollte auch die Frage bedacht werden, woher der Betroffene überhaupt weiß, welches Essen vor ihm steht.

Gibt es einen verständlichen, gut leserlichen Speiseplan? Weiß der Patient am Samstag noch, was er letzten Montag bestellt hat, wenn es Wahlmöglichkeiten gibt? Sind die Wahlmöglichkeiten tatsächlich Wahlmöglichkeiten oder handelt es sich um das gleiche Menu in leicht abgewandelter Form?

Speiseplan

Eine Tafel, auf der das Essen des Tages aufgeschrieben wird, »Heute gibt es …« trägt dazu bei, dass der Patient weiß, worauf er sich freuen kann. Bei Patienten, die selbst gerne kochen, können dadurch auch anregende Gespräche über die bevorzugte Zubereitung dieses Gerichts stattfinden.

5.4.3 Unterstützungsbedarf

Abhängigkeit von Unterstützung wird individuell verschieden empfunden. Die Aufgabe von Mitarbeitern in Gesundheitsberufen ist es, die Bedürfnisse des Patienten in diesem Zusammenhang wahrzunehmen.

Frau Höhnle lebt in einer Pflegeeinrichtung. Wegen einer Schluckstörung bekommt sie passierte Nahrung, die sie selbstständig einnimmt. Jeden Nachmittag gibt es in der Einrichtung Kaffee und Kuchen. Frau Höhnle bekommt dann Sahnetorte oder Cremekuchen. Während der Zeit des Mittagsschlafs wird von den Mitarbeitern schon der Tisch gedeckt. Als Frau Höhnle in den Speisesaal kommt, liegt an ihrem Platz eine Kuchengabel. Statt Kuchen gibt es jedoch an diesem Tag Götterspeise. Da Frau Höhnle sehr zurückhaltend ist, möchte sie nicht um einen Löffel bitten und beginnt, die Götterspeise mit der Kuchengabel zu essen, was kaum gelingt. Keiner der anwesenden oder vorübergehenden Mitarbeiter nimmt die verzweifelten Bemühungen der Patientin wahr.

Der Betroffene kann weder den Zeitpunkt des Essens noch die Geschwindigkeit oder die Menge frei bestimmen, wenn er Unterstützung benötigt. Oft könnte durch spezielles Geschirr oder Besteck die Selbstständigkeit gefördert werden. In Pflegeeinrichtungen sind derartige Hilfsmittel allerdings kaum vorhanden. Auch im Bewusstsein der Mitarbeiter sind Esshilfen kaum präsent. Die Förderung der Autonomie ist jedoch für eine achtsame Ernährung unerlässlich.

Eine entscheidende Rolle bei der Nahrungsaufnahme ist die Fragestellung der Technik: Wird das Essen aktiv angereicht oder lediglich die Hand bzw. der Arm des Patienten passiv geführt? Durch das Führen der Hand verliert der Patient we-

niger Kontrolle als wenn die Nahrungsaufnahme komplett von einer anderen Person durchgeführt wird.

Ein weiterer Faktor im Zusammenhang mit der Nahrungsaufnahme ist die Interaktion der Beteiligten. Wird die Nahrungsaufnahme im Bett durchgeführt, sollte die unterstützende Person dabei nicht stehen. Sitzt der Patient am Tisch, sollte die helfende Person ebenfalls am Tisch sitzen. Dabei kann die Kommunikation dazu beitragen, dass der Betroffene die Esssituation als angenehm und als eine Form von Zuwendung empfindet. Abhängig ist diese Interaktion von der Qualität der Kommunikation. Wenn beispielsweise der Patient lediglich wiederholt aufgefordert wird zu schlucken, ist eine positive Interaktion nicht zu erwarten.

Die Tatsache, dass mehrere Personen gleichzeitig bei der Nahrungsaufnahme unterstützt werden und die helfende Person permanent von einem zum anderen läuft, kann immer wieder in Institutionen des Gesundheitswesens beobachtet werden. Bei immobilen Patienten sieht man selten sogar, dass die Person während des Essens von Zimmer zu Zimmer läuft.

Das Gefühl der Abhängigkeit bei der Nahrungsaufnahme kann man sich am besten vorstellen, wenn man selbst einmal Essen gereicht bekommt.

Übung: Essen reichen
Trainiert die Haltung
Hilfsmittel: Essen, eine Person
Dauer: variabel

Essen

Essen reichen: Um die Wahrnehmung für diese spezielle Einschränkung zu schärfen, bitten Sie jemanden, Ihnen das Essen anzureichen.

Beantworten Sie im Anschluss folgende Fragen:
- Wie haben Sie sich in dieser Situation gefühlt?
- Wie empfanden Sie die Essgeschwindigkeit?
- Haben Sie so lange gegessen wie normal oder haben Sie früher aufgehört, um die Situation zu beenden?
- Sie konnten die Größe der Bissen nicht selbst bestimmen, empfanden Sie dies als störend?

Übung: Passierte-Kost-Raten
Trainiert die Wahrnehmung
Hilfsmittel: Passiertes Essen
Dauer: variabel

Besonders unangenehm kann es sein, wenn Sie passiertes oder püriertes Essen verabreicht bekommen, da die Speisen rein optisch nicht auf Anhieb zu erkennen sind. Wenn Sie nicht wissen, was Sie essen, könnten Sie als Patient befürchten, dass es eine Speise sein könnte, die Sie verabscheuen.

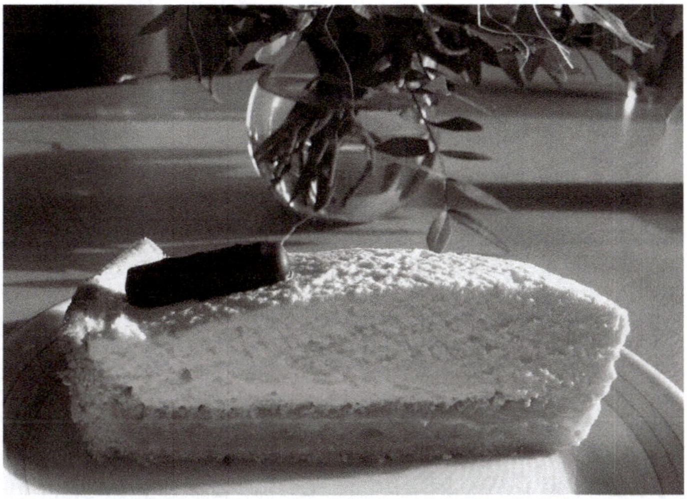

Abb. 5.2 **Weiche Kost** (Copyright: evelix/pixelio.de)

Passierte-Kost-Raten

Probieren Sie über einen längeren Zeitraum das passierte oder pürierte Essen in Ihrer Einrichtung. Versuchen Sie zu erraten, aus welchen Zutaten es hergestellt wurde. Diese Übung können Sie auch gemeinsam mit Ihren Kollegen durchführen.

Besonders unappetitlich ist das Speiseangebot für Menschen mit Schluckstörungen, wenn die Bestandteile der passierten Kost verrührt werden oder wenn feste Nahrung, beispielsweise Brot oder Kuchen, in Kaffee, Tee oder Milch eingeweicht wird.

Bedenken Sie, dass passierte Kost oft nicht ausgewogen ist, weil nicht alle Lebensmittel passiert werden können.

Notwendig?

Sie sollten überprüfen, ob der Patient zu allen Mahlzeiten passierte Kost benötigt, eventuell ist teilpassierte oder weiche Kost ausreichend, abhängig von der Ursache. In vielen Fällen kann die passierte Kost durch Smooth Food® ersetzt werden (Abb. 5.2).

Für Menschen mit Schluckstörungen wurde das sogenannte »Smooth-Food®« entwickelt, das in geschmeidiger Konsistenz anstelle passierter Kost angeboten wird. Durch die Verbindung von klassischen Zubereitungsarten mit Anwendungen der Molekularküche entsteht eine nährstoffreiche und optisch ansprechende Kostform.

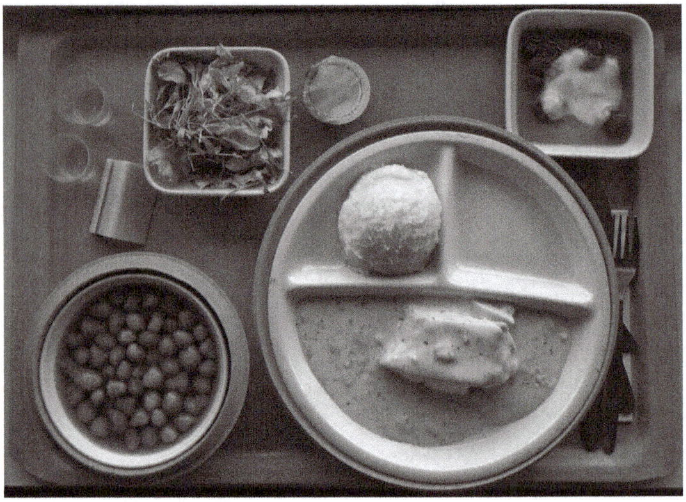

Abb. 5.3 **Tablett** (Copyright: Rainer Sturm/pixelio.de)

Tischkultur

Ein weiterer Aspekt für einen achtsamen Umgang mit dem Thema Ernährung ist die Tischkultur. Abhängig von der Art der Speisenversorgung ist diese in medizinisch-pflegerischen Einrichtungen gut oder gar nicht beeinflussbar.

Wird das Essen auf Tabletts angeliefert, ist die Präsentation der Speisen durch die Mitarbeiter nicht zu beeinflussen (Abb. 5.3).

Eine größere Selbstbestimmung bei der Auswahl von Speisen bietet die Speisenversorgung mit einem Buffet. Hier werden allerdings entsprechende Räumlichkeiten benötigt, die nicht in allen Einrichtungen vorhanden sind, insbesondere im Krankenhaus.

Beim Schöpfsystem können die einzelnen Komponenten ebenfalls relativ selbstbestimmt ausgewählt werden. Im Idealfall können Schüsseln verwendet werden, so dass jeder sich so viel nehmen kann, wie er möchte.

Entscheidend für die Auswahl der Speisenversorgung sind auch betriebswirtschaftliche und finanzielle Aspekte. Bei der Berechnung der Kosten sollten die Kosten von weggeworfenen Speisen allerdings nicht vernachlässigt werden.

Weggeworfenes Essen ist insofern besonders kostenintensiv, als nicht nur die Beträge für die Speisen selbst berechnet werden müssen, sondern auch Kosten für die Kühlung, Zubereitung, Strom- und Personalkosten sowie gegebenenfalls Kosten für die Entsorgung. Wenn Speisen individuell portionierbar sind, wird im Normalfall deutlich weniger Essen produziert, das hinterher entsorgt werden muss. Dies ist ein Ausdruck von achtsamem Umgang mit Ressourcen. Ähnliche Überlegungen sollten auch bei der Qualität der Lebensmittel eine Rolle spielen.

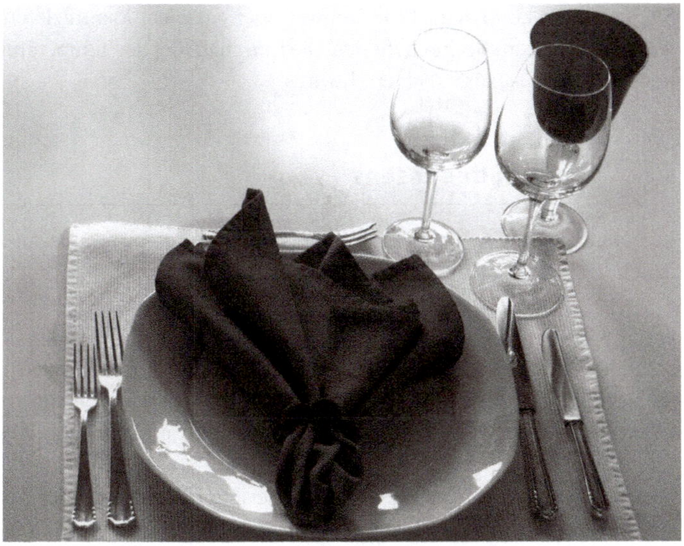

Abb. 5.4 **Tischkultur** (Copyright: Rainer Sturm/pixelio.de)

Zur Tischkultur gehört auch ein angemessenes Angebot von Servietten (Abb. 5.4).

Servietten

Herkömmliche Stoffservietten, die bei Bedarf auch mit einem kleinen Klemmkettchen um den Hals befestigt werden, sind in vielen Fällen als Kleidungsschutz vollkommen ausreichend und bewahren die Würde des erwachsenen Menschen.

Dennoch sieht man in vielen Pflegeeinrichtungen Frotteehandtücher oder überdimensionale »Lätzchen«, bunt bedruckte Varianten des Kleidungsschutzes oder Einmalartikel aus Plastik. Häufig werden diese unschönen Hilfsmittel vor dem Frühstück angelegt und dann für den Rest des Tages vergessen. Zum Teil gewöhnen sich die Patienten durch diese Vorgehensweise so an diesen Schutz, dass sie ihn nach einer gewissen Zeit sogar einfordern, wenn er vergessen wird.

Selbstverständlich sollte auch auf die Tischdekoration durch Tischdecken, Blumen etc., Wert gelegt werden, wobei die Geschmäcker natürlich verschieden sind.

Ein komplettes Besteck sollte vorhanden sein, auch wenn der Patient vielleicht passierte Kost erhält. Außerdem empfinden viele Betroffene und Angehörige das Vorhandensein von normalen Trinkgefäßen, etwa Gläser oder Tassen, als wichtig.

Bunte Plastikbecher oder Schnabelbecher tragen dazu bei, dass die Atmosphäre im Speiseraum eher an eine Jugendherberge erinnert.

Die Patienten können auch nur schwer oder gar nicht identifizieren, was sich in diesem Becher befindet. Die Einschätzung der Temperatur der Flüssigkeit ist zusätzlich erschwert.

5.4.4 Qualität des Essens

Die Qualität des Essens in Gesundheitseinrichtungen kann als Ausdruck der Wertschätzung betrachtet werden.

Wenn Sie zuhause Gäste zum Essen einladen, überlegen Sie wahrscheinlich, was Sie Ihren Gästen anbieten möchten. Vermutlich werden Sie sich für ein Gericht entscheiden, das Sie besonders gut zubereiten können oder von dem Sie wissen, dass Ihre Gäste es gerne mögen.

Die Auswahl von Lebensmitteln in den meisten Institutionen des Gesundheitswesens erfolgt unter dem Gesichtspunkt der Kalkulation. Die Herkunft und die Qualität der Lebensmittel spielt dabei eine untergeordnete Rolle.

Convenience- oder Tiefkühlprodukte sowie abgepackte Lebensmittel sparen Personalkosten für die Zubereitung und Portionierung. Ein wertschätzender, achtsamer Gedanke in Gesundheitseinrichtungen wäre allerdings die Förderung der Gesundheit durch eine gesunde und ausgewogene Ernährung.

In Einrichtungen, die bei der Ernährung auf eine gute Lebensmittelqualität achten, konnte eine Stabilisierung des Ernährungszustands sowie eine hohe Zufriedenheit der Patienten festgestellt werden.

Abhängig von der Qualität des Essens kann es zur vorübergehenden oder dauerhaften Verweigerung des Essens kommen.

5.5 Nahrungsverweigerung

Immer wieder kann man als Mitarbeiter in Gesundheitsberufen beobachten, dass Patienten die Nahrungsaufnahme ablehnen. Zu bedenken ist, dass die Tatsache, dass der Patient bei der Ernährungspflege den Mund nicht öffnet oder zukneift, nicht prinzipiell mit einer Nahrungsverweigerung gleichzusetzen ist. Nicht immer ist eindeutig zu erkennen, ob der Betroffene nicht essen möchte oder nicht essen kann.

Diese Tatsache wird selten genauer überprüft, für die pflegende Person kann sie jedoch als persönliche Zurückweisung erscheinen. Als Erfolg wird gewertet, wenn der Patient wieder anfängt zu essen oder zu trinken.

Die Gründe für Nahrungsverweigerung sind vielfältig und müssen im Einzelfall eruiert werden.

Mögliche Gründe für Nahrungs- und Flüssigkeitsverweigerung:
- Übelkeit
- Appetitverlust
- Schlechter Geschmack der Speisen
- Falsches oder fehlendes Hilfsangebot
- Nebenwirkung von Medikamenten
- Unangenehme Tischgesellschaft
- Abneigung gegen bestimmte Speisen
- Ablehnung von Speisen aus religiösen oder kulturellen Gründen
- Zahnprobleme
- Schluckstörungen
- Ekel
- Abhängigkeit bei der Nahrungsaufnahme
- Fehlende Autonomie bei der Auswahl von Speisen
- Vergiftungsängste
- Suizidalität
- Armut
- Verarmungswahn
- Falsche oder fehlende Hilfsmittel
- Angst vor Toilettengängen oder Obstipation
- Unfähigkeit, Speisen zuzubereiten
- »Bestrafung« von Bezugspersonen

Abhängig von der Ursache und der Dauer der Nahrungsverweigerung, kann es zu Ernährungsproblemen wie Fehl- oder Mangelernährung kommen.

Bei einer dauerhaften Verweigerung von Nahrung, etwa im Zusammenhang mit einer psychiatrischen Erkrankung, ist im Einzelfall eine Zwangsernährung indiziert.

Zwang bei der Nahrungsaufnahme ist eine Fragestellung, die von ethischen Werten mitbestimmt wird. Dabei ist die Bedeutung des Wertes eines Menschenlebens der Bezugspunkt. Mitarbeiter, die aus religiösen Gründen den Wert des Lebens als unverletzlich betrachten, empfinden Maßnahmen der künstlichen Ernährung und Flüssigkeitsversorgung eher gerechtfertigt als Mitarbeiter, die die Lebensqualität differenzierter betrachten und in den Vordergrund stellen. Dadurch kommt es im Einzelfall zu Konflikten im Team, vor allem bei Patienten mit infauster Prognose.

Tip

Wichtig ist es dann, dass unterschiedliche Meinungen offen ausgetauscht werden können. Dabei sollte die eigene Wahrnehmung von Lebensqualität ins Bewusstsein rücken.

Wenn es zu Meinungsverschiedenheiten bezüglich derartiger Fragestellungen kommt, kann eine ethische Fallbesprechung hilfreich sein.

5.6 Ethische Fallbesprechung

Gerade im Kontakt mit älteren, multimorbiden, chronisch kranken oder schwerstpflegebedürftigen Patienten führt die Notwendigkeit einer künstlichen Ernährung immer wieder zu Meinungsverschiedenheiten. Die individuelle Einstellung von Mitarbeitern, Patienten, Angehörigen und Betreuern sowie die gesellschaftliche Diskussion über ethische und juristische Fragestellungen beeinflusst das Meinungsbild und die Entscheidung im Einzelfall.

Vordergründig wird von allen Beteiligten das Wohl des Patienten als Begründung angegeben. Die tatsächliche Motivation für eine Ablehnung oder Befürwortung von Maßnahmen der künstlichen Ernährung muss nicht immer transparent sein.

Mögliche Aspekte:

- Lebensqualität des Betroffenen
- Zeitaufwand
- Finanzielle Gründe
- Desinteresse
- Beziehungskonflikte

Um die Fragestellung der Lebensverlängerung oder der künstlichen Ernährung klären zu können, sollten alle Personen zusammenkommen, die den Betroffenen gut kennen und seine Wünsche einschätzen können, sowie alle Personen mit Entscheidungsbefugnissen.

> **Solange der Patient entscheidungsfähig ist und kommunizieren bzw. seine Bedürfnisse angemessen äußern kann, ist eine ethische Fallbesprechung gemeinsam mit Patient und Team möglich; sofern die Kommunikations- oder Entscheidungsfähigkeit nicht mehr gegeben ist, sollten behandelnde Ärzte und gesetzlicher Betreuer teilnehmen.**

Die Teilnehmer der Fallbesprechung vereinbaren einen Zeitpunkt, tauschen ihre Meinungen und Ideen aus und versuchen, einen Konsens zu finden. Dabei sollte beachtet werden, dass niemand überredet werden darf, eine Meinung zu unterstützen.

> **Ausschlaggebend für jeden Teilnehmer an der ethischen Fallbesprechung ist sein Gewissen.**

Selbstverständlich sollten die Eckdaten, wie Teilnehmer, Datum, Inhalte und das Ergebnis der Fallbesprechung, dokumentiert werden. Dies sollte in der Kartei oder in der Kurve beziehungsweise auf einem speziellen Formular festgehalten werden, beispielsweise im Muster-Formular für die Ethische Fallbesprechung (■ Abb. 5.5) (▶ Fallbeispiel Frau Petschko).

Muster	Seite 1 von 1
Ethische Fallbesprechung	Formular Nr.

Name: ____________________ geb.: ____________________

Datum: ________________

Teilnehmer: ______________________________

____

Situation: ______________________________

____

____

____

Meinungen: ______________________________

____

____

____

____

Konsens möglich? ❑ Ja ❑ Nein

Ergebnis: ______________________________

Unterschrift der Teilnehmer mit Funktion:

____

____

____

erstellt:	Änderungsstatus 0	Freigabe:	Datum

■ **Abb. 5.5 Ethische Fallbesprechung**

Fallbeispiel Frau Petschko

Frau Petschko ist im Alter von 43 Jahren an einem Gehirntumor erkrankt. Seit 18 Jahren wird sie inzwischen in einer Pflegeeinrichtung im Wachkoma betreut. Frau Petschko hat zwei erwachsene Kinder, die zum Zeitpunkt der Diagnosestellung 5 und 7 Jahre alt waren. Frau Petschkos Zustand ist stabil, sie reagiert kaum auf Ansprache, hat spastische Lähmungen und eine ausgeprägte Schluckstörung.

Die Nahrungsaufnahme und Flüssigkeitsversorgung sind schon seit der Aufnahme im Pflegeheim sehr zeitaufwändig und erscheinen für die Patientin belastend. Da die Patientin in den letzten Monaten an Gewicht verloren und inzwischen eine kritische Grenze unterschritten hat, überlegen der Hausarzt und die Mitarbeiter des Pflegeheims gemeinsam, ob eine PEG-Anlage sinnvoll wäre. Die Beteiligten stehen dieser Maßnahme positiv gegenüber und nehmen Kontakt zur Tochter auf, die entsetzt reagiert und eine PEG-Anlage rigoros ablehnt. Sie argumentiert, dass dies eine Verlängerung des Leidens ihrer Mutter sei. Außerdem würden dadurch auf sie und ihren Bruder vermutlich immense Kosten zukommen, die beide nicht tragen könnten. Da kein gemeinsamer Nenner gefunden werden kann, wird verabredet, eine ethische Fallbesprechung durchzuführen.

Tochter und Sohn nehmen beide teil, obwohl die Tochter alleine als gesetzliche Betreuerin für alle Aufgabenbereiche eingesetzt ist. Zunächst erklärt der Hausarzt die Maßnahme aus medizinischer Sicht. Im Anschluss beschreibt die Wohnbereichsleitung die Problematik der Nahrungsaufnahme bei Frau Petschko und erklärt den Angehörigen, dass die Nahrungsaufnahme für ihre Mutter sehr belastend ist.

Die Kinder können diese Meinung nicht nachvollziehen und äußern die Befürchtung, dass der Schlauch nur der Zeitersparnis der Mitarbeiter diene. Sie hätten sich auch im Internet ausführlich über die PEG informiert. Sie wüssten auch, dass eine Reduzierung der Pflegestufe damit verbunden sein könne und befürchten eine Kostenzunahme. Sie könnten sich dies finanziell nicht leisten und seien dazu auch nicht bereit. Beide Kinder beschreiben in diesem Kontext das Verhältnis zu ihrer Mutter als oberflächlich, da sie von früher Kindheit an, die Mutter nur als Pflegefall kennen. Es wäre für sie erträglicher, dem Leiden der Mutter ein Ende zu setzen und in Kauf zu nehmen, dass sie langsam verhungern würde. Die Meinungsäußerungen der beteiligten Personen gehen soweit auseinander, dass kein Konsens gefunden werden kann. Zunächst wird beschlossen, die Entscheidung um zwei Wochen zu vertagen. Beim nächsten Gespräch, an dem nun auch die Heimleitung, die Pflegedienstleitung und ein Seelsorger teilnehmen, haben sich keine neuen Aspekte ergeben. Da von Seiten der Teilnehmer niemand sich in der Lage fühlt, die endgültige Entscheidung festzulegen, wird beschlossen das Vormundschaftsgericht zu Rate zu ziehen. Eine Darstellung des Formulars für diese ethische Fallbesprechung wird in der folgenden Abbildung beispielhaft dargestellt (■ Abb. 5.6).

Ü: Lernziele

- Die Beobachtung und Bewertung des Ernährungszustands ist für alle Institutionen im Gesundheitswesen erforderlich. Erarbeiten Sie eine Liste mit möglichen Instrumenten.
- Notieren Sie Ihre eigenen Ernährungsgewohnheiten. Was müssen Sie dabei alles berücksichtigen?
- Beobachten Sie die Abläufe der Speisenversorgung in Ihrer Einrichtung.
- Versuchen Sie, eine ethische Fallbesprechung in Ihrem Arbeitsbereich vorzubereiten und zu leiten.

Beispielpflegeheim	Seite 1 von 1
Ethische Fallbesprechung	Formular Nr.

Name: Fr. Petschko, Irene geb. 14.07.1950

Datum: 28.09.2011

Teilnehmer: Dr. Arend, Hausarzt; Fr. Eisele, WBL; Hr. Stütz, HL; Fr. Schuhmacher, PDL; Hr. Spitzer, Seelsorger; Tanja Köhler, Tochter und Betreuerin, Sven Petschko, Sohn

Situation: Kontinuierlicher Gewichtsverlust seit 8 Monaten, erhebliche Schluckstörung, PEG-Anlage medizinisch indiziert

Meinungen: Aus hausärztlicher und pflegerischer Sicht wäre die PEG eine Erleichterung für Frau Petschko

Angehörige lehnen PEG ab, möchten Zustand nicht unnötig verlängern, befürchten steigende Kosten

Konsens möglich? ☐ Ja ☒ Nein

Erge bnis: Einschaltung des Vormundschaftsgerichts

Unterschrift der Teilnehmer mit Funktion:

____

____

____

erstellt:	Änderungsstatus	Freigabe:	Datum
	0		

Abb. 5.6 Ethische Fallbesprechung bei Frau Petschko

Angst und Verwirrung

» Wenn einer keine Angst hat, hat er keine Phantasie. (Erich Kästner) «

Angst begleitet unser Leben und ist primär eine sinnvolle und wichtige Emotion. Angst schützt vor riskantem Verhalten und vor Selbstüberschätzung. Wie jede andere Emotion auch, beinhaltet die Angst eine Wechselwirkung zwischen Fühlen und Denken.

Im Gesundheitswesen gibt es zahlreiche Situationen, die mit Ängsten und Befürchtungen einhergehen und das Wohlbefinden des Betroffenen beeinflussen. Möglicherweise wird dadurch sogar der Heilungsprozess beeinträchtigt.

Achtsamkeit im Zusammenhang mit Ängsten beinhaltet das Erkennen von angstauslösenden Situationen, die Offenheit, Ängste zu kommunizieren, und mögliche Strategien der Angstreduktion und Angstvermeidung.

Verwirrtheit kommt ebenfalls in allen Bereichen des Gesundheitswesens vor und ist für Mitarbeiter eine Herausforderung. Die Einschätzung, welche Inhalte durch Desorientierung beeinflusst sind, und die Reaktion auf Verwirrung können eine gelungene Beziehung ausmachen.

6.1 Angst

Wenn Angst empfunden wird, dient diese zunächst dem Schutz des Organismus. Die emotionale Verfassung steht immer in einer Wechselwirkung mit dem Denken und kann zu Veränderungen der kognitiven Leistungen führen. Folglich treten Angst und Verwirrtheit auch in Kombination auf, was zum einen für den Betroffenen eine erhebliche Belastung darstellt und zum anderen von den Mitarbeitern ein großes Maß an Empathie und Verständnis verlangt.

Angst wird im Alltag als peinlich und negativ betrachtet. Schon im Kindergarten lernen Kinder, Angst zu negativieren oder zu verbergen, etwa durch Sprüche wie, »Angsthase, Pfeffernase…«. Dieses erlernte Verhalten ist geschlechtsabhängig ausgeprägt und beinhaltet häufig den Gedanken, dass Angst zwar existieren jedoch nicht gezeigt werden darf.

Normalerweise werden Ängste nur gegenüber Vertrauenspersonen thematisiert, gegenüber fremden Personen oder gegenüber Bekannten, denen man nicht vertraut, werden Ängste eher bagatellisiert.

Nadine hat seit einigen Wochen Schlafprobleme und kommt völlig übernächtigt zur Arbeit. Sie macht sich große Sorgen um die Gesundheit ihrer Mutter, die einen Schlaganfall hatte. Ihre Kollegin erkundigt sich, warum sie so schlecht aussähe. Nadine möchte allerdings nicht darüber reden und erklärt der Kollegin lediglich, sie könne zurzeit nicht gut schlafen.

Angst entsteht, wenn eine Person ein Risiko wahrnimmt. Diese Risikowahrnehmung wird durch verschiedene Faktoren beeinflusst.

Risikowahrnehmung:

- Angst entsteht vor Dingen, die der Mensch in seiner Entwicklungsgeschichte zu fürchten gelernt hat, beispielsweise vor Schlangen, Spinnen, gefährlichen Tieren
- Angst entsteht vor Dingen, die man nicht kontrollieren kann, beispielsweise Flugangst, Achterbahnfahren
- Angst entsteht, wenn etwas unmittelbar bevorsteht, beispielsweise Start oder Landung beim Fliegen oder Prüfungsangst
- Angst entsteht vor Dingen, die lebhaft im Gedächtnis geblieben sind, beispielsweise Angst vor dem Zahnarzt oder einem Krankenhausaufenthalt

Um einen angemessenen Umgang mit Ängsten zu gewährleisten, muss auch die Frage nach der Ursache der Angst gestellt werden. Im Folgenden werden verschiedene Ursachen erläutert.

6.1.1 Ängste durch realistische Bedrohungen

Realistische Bedrohungen des Lebens, der Unversehrtheit, der Gesundheit oder der Integrität führen zu Ängsten, die durch den Wegfall der Bedrohung verschwinden oder in Form eines Traumas weiter existieren können.

Frau Meier wird Geisel eines Bankräubers, der sie mit einer Waffe bedroht. Sie durchleidet Todesangst, die erst verschwindet, als der Bankräuber von der Polizei überwältigt wird. Im Anschluss bleibt bei Frau Meier ein Gefühl der Angst bestehen, sobald sie eine Bank betritt.

6.1.2 Ängste durch fehlende oder falsche Informationen

Sorgen und Befürchtungen können in massiven Ängsten münden, wenn fehlerhafte Annahmen die Ursache sind. Als Folge der Angst ist der Betroffene möglicherweise nicht mehr in der Lage, rückzufragen, um den Realitätsgehalt der Informationen zu überprüfen.

Frau Müller geht mit ihrer Tochter zum Kieferorthopäden. Da sie weiß, dass die Tochter in letzter Zeit die Zähne nicht gründlich geputzt hat, befürchtet sie, dass sich Karies gebildet haben könnte. Obwohl sie ihre Tochter diesbezüglich immer ermahnt, plagen sie Gewissensbisse.

Abends, wenn die Kinder ins Bett gehen, ist es oft schon so spät, dass Frau Müller die beiden zur Eile mahnt und nicht vehement genug auf gründliches Zähneputzen besteht. Sie ist so aufgeregt während der Untersuchung, dass sie nur die Hälfte der Informationen aufnehmen kann. Am Abend erkundigt sich Herr Müller, was der Kieferorthopäde gesagt hat. Frau Müller reagiert gereizt und antwortet ablenkend, indem sie ihrem Mann vorwirft, dass er sich ja sonst auch nur am Rande für die Probleme der Kinder interessiere.

Die Befürchtung, eine negative Antwort zu bekommen, kann dazu führen, dass eine Frage überhaupt nicht gestellt wird. Dies ist im Gesundheitswesen häufig der Fall.

Frau Wagner wird wegen eines kleinen operativen Eingriffs stationär aufgenommen. Die Patientin leidet unter anderem auch an einer Depression. Nachdem die Untersuchungen abgeschlossen sind, wird der OP-Termin festgelegt. Am Abend zuvor ist Frau Wagner etwas aufgeregt, so dass sie von der Pflegekraft der Nachtschicht angesprochen wird, ob alles in Ordnung sei. Frau Wagner verneint dies, sie sei sehr ängstlich vor der bevorstehenden Operation und fühle sich zusätzlich in einem Stimmungstief. Sie erkundigt sich, ob sie darüber mit dem Stationsarzt reden dürfe. Die Pflegekraft erklärte ihr, dass sie jederzeit über ihre Sorgen reden könne. Frau Wagner ist erleichtert und teilt mit, dass es ihr schwer fällt, von sich aus jemanden anzusprechen, es sei ihr lieber, angesprochen zu werden. Es fiele ihr leichter, auf Fragen zu antworten.

6.1.3 Unrealistische Ängste

Bei psychiatrischen Erkrankungen kann man Ängste beobachten, die nicht auf einer realistischen Grundlage beruhen. Dabei handelt es sich um Verfolgungsideen oder wahnhafte Befürchtungen im Rahmen einer Psychose beziehungsweise einer Depression oder eines Delirs. Auch bei Demenzerkrankungen treten Ängste durch Halluzinationen auf. Zu unterscheiden sind diese von realen Ängsten zu Beginn der Erkrankung, wenn die Diagnose gestellt wird.

Paranoide Symptome und Wahn sind behandlungsbedürftige Erkrankungen, die einer psychiatrischen Behandlung bedürfen. Zu beachten ist dabei, dass diese Ängste den Betroffenen so stark beeinflussen können, dass er sich selbst oder anderen einen Schaden zufügen kann. Verfolgungsideen können Todesängste auslösen.

6.1.4 Angststörungen

Angststörungen sind quälende, anhaltende Gefühle von Angst, die nicht angemessen abgebaut werden können. Man unterscheidet verschiedene Formen von Angststörungen.

Angststörungen:

- Generalisierte Angststörungen, ein dauerhafter Zustand der Anspannung
- Panikattacken, plötzlich auftretende Episoden intensiver Angst
- Phobien, Reaktion auf Ängste vor Objekten oder Situationen
- Zwangsstörungen, wiederkehrende und quälende Gedanken oder Handlungen
- Posttraumatischen Belastungsstörung

Alle diese Formen von Angst haben einen Krankheitswert und können oder müssen behandelt werden. Sie unterscheiden sich dadurch von den Ängsten durch realistische Bedrohungen oder fehlende Informationen. Allerdings werden Mitarbeiter in Gesundheitsberufen mit all diesen verschiedenen Formen und Ausprägungen der Angst konfrontiert.

Dabei gilt es zu entscheiden, ob eine reale Bedrohung oder eine Fehlinformation die Ursache der Angst ist – in diesem Fall kann der Betroffene durch ein Gespräch oder durch Aufklärung seine Ängste überwinden – oder ob es sich um eine behandlungsbedürftige Erkrankung handelt. Eine Aufklärung kann dann nur dazu dienen, den Krankheitswert des Problems mitzuteilen und Lösungsmöglichkeiten anzubieten.

Die Abgrenzung von realistischer Angst und unrealistischen Befürchtungen ist enorm schwierig. Eine Beobachtung über einen längeren Zeitraum kann bei dieser Frage notwendig sein.

6.2 Umgang mit Ängsten

Unabhängig von der Ursache der Angst werden Mitarbeiter in Gesundheitsberufen immer wieder mit dem Problem Angst und seinen Folgen konfrontiert. Nicht immer kommunizieren Patienten den Inhalt ihrer Befürchtungen direkt. Achtsamkeit im Umgang mit Ängsten ermöglicht es jedoch, eine aufmerksame Wahrnehmung im Kontakt mit den Betroffenen zu erreichen.

Um Sorge und Angst besser zu erkennen und darauf einzugehen, werden zunächst die häufigsten Ängste von Betroffenen aufgeführt.

6.2.1 Schmerz

Die Angst vor Schmerzen ist die größte Befürchtung in allen Einrichtungen des Gesundheitswesens. Dabei handelt es sich um eine vollkommen nachvollziehbare Angst, da jeder selbst schon einmal derartige Ängste verspürt hat, sei es vor einem Eingriff, vor einer Untersuchung, vor einem Kontakt mit Arztpraxis oder Krankenhaus, selbst vor einer Geburt verspürt die Schwangere Angst vor Schmerzen.

Sofern der Betroffene bereits Erfahrungen mit dem medizinisch-pflegerischen Bereich gesammelt hat, ist ihm bewusst, dass medizinische und therapeutische Maßnahmen mit Schmerzen einhergehen können. Arztkontakte finden in unserer Gesellschaft bereits im Neugeborenenalter statt und sind schon dann mit schmerzhaften Erfahrungen verknüpft, beispielsweise bei Impfungen.

Im Gespräch mit Mitarbeitern des Gesundheitswesens werden derartige Ängste kaum thematisiert. Sie können allerdings durch typische Symptome beobachtet werden.

Symptome der Angst:

- Feuchte Hände
- Schweißausbrüche
- Blässe
- Blutdruckanstieg oder -abfall mit Schwindel und Ohnmacht
- Anspannung der Muskulatur
- Zittern
- Beschleunigte Atmung bis hin zur Hyperventilation
- Herzrasen

Die körperlichen Symptome der Angst können vor allem dann beobachtet werden, wenn eine akute Risikowahrnehmung vorliegt. Bei länger dauernden Ängsten stehen körperliche Symptome nicht im Vordergrund. In diesen Fällen müssen andere Hinweise auf das Vorliegen von Angst beachtet werden.

Herr Friedrich muss in regelmäßigen Abständen zur Nachsorgeuntersuchung, da er an einem Prostatakarzinom erkrankt ist. Die Untersuchungen sind ihm bekannt, so dass er genau weiß, was bei der Nachsorge auf ihn zukommt. Mehr als diese Untersuchungen fürchtet Herr Friedrich das Ergebnis der Diagnostik. Schon mehrere Tage vor dem Untersuchungstermin kann er nachts nicht mehr gut schlafen und grübelt auch am Tage mehrfach, was passieren würde, wenn er an einem Rezidiv erkrankt wäre. Am Untersuchungstag ist Herr Friedrich ängstlich und angespannt, besonders bedrückend ist die Situation, nach Abschluss der Untersuchungen im Wartezimmer auf das Ergebnis zu warten. Herr Friedrich zeigt in dieser Situation kaum körperliche Symptome, er reagiert eher introvertiert und schweigsam. Den Mitarbeitern gegenüber würde Herr Friedrich seine Ängste niemals äußern.

Aufgabe von Mitarbeitern im Gesundheitswesen ist es immer, anzunehmen, der Patient könnte Angst vor Schmerzen haben und ihn darauf anzusprechen. Hilfreich ist es außerdem, dem Patienten mitzuteilen, dass niemand Schmerzen aushalten muss.

Die Medikation und Bedarfsmedikation mit Analgetika wird deshalb immer dann angeboten, wenn der Verdacht besteht, der Betroffene könnte Schmerzen haben, auch wenn er nicht in der Lage ist, diese zu äußern, beispielsweise durch die fehlende Kommunikationsfähigkeit bei Bewusstlosigkeit oder durch Beeinträchtigungen bei Demenz.

Fortbildungsangebote für Mitarbeiter im Gesundheitswesen zum Thema Schmerzmanagement sind sinnvoll, da ein großer Teil der Mitarbeiter sich nicht ausreichend zu diesem Thema informiert fühlt.

6.2.2 Abhängigkeit

Eine weit verbreitete Angst ist auch die Angst vor Abhängigkeit. Auf fremde Hilfe angewiesen zu sein, stellt für viele Menschen ein bedrückendes, angsteinflößendes Gefühle dar. Dies gilt auch für die Abhängigkeit von Hilfsmitteln, etwa ein Rollstuhl, eine Gehhilfe, eine Brille oder eine Hörgerät.

Je besser das Hilfsmittel für die Umwelt sichtbar ist, desto größer ist die Angst.

Autonomie und Selbstbestimmung sind schon für Kinder ein wichtiges Thema, für erwachsene Menschen ist der Verlust der Autonomie ein einschneidendes Erlebnis.

Nach einem Sturz erleidet die 81-jährige Frau Otto eine Schenkelhalsfraktur. Bisher konnte sie sich völlig selbstständig in ihrer eigenen Wohnung versorgen. Postoperativ befürchtet Frau Otto, nun dauerhaft pflegebedürftig zu werden und nicht mehr in ihre häusliche Umgebung zurückkehren zu können. Den Mitarbeitern gegenüber äußert sie diese Befürchtung nicht.

Sie empfindet jedoch die gesamte Therapie als völlig nutzlos und nimmt nur halbherzig an der physiotherapeutischen Behandlung teil. Der Therapeut möchte mit ihr das Gehen trainieren und führt die Übungen zu Beginn mit einem Rollator durch. Frau Otto empfindet dies als beschämend und weigert sich, an der Physiotherapie teilzunehmen. Das Training mit einem Rollator hat ihrer Ansicht nach keinen Sinn, da ihre Wohnung im 3. OG liegt und nicht über einen Fahrstuhl verfügt.

Um die Angst vor dem Verlust der Autonomie zu reduzieren, sollte der Patient immer wieder positive Rückmeldungen bezüglich des Behandlungserfolgs bekommen. Bei ungünstiger Prognose kann eine

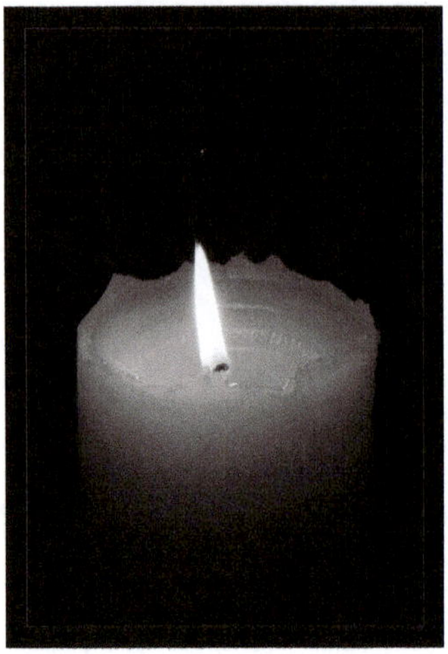

Abb. 6.1 **Abschied.** (Copyright: birgitH/pixelio.de)

Aufklärung über die zukünftige Beeinträchtigung dazu beitragen, dass der Patient diese besser akzeptieren kann. Gleichzeitig sollten Informationen über mögliche Unterstützungsangebote weitergegeben werden.

Der Grundsatz »ambulant vor stationär« entspricht dem Wunsch der meisten Menschen. Fast immer ist das Ziel der Betroffenen, in der eigenen Wohnung bleiben zu können.

In Kliniken wird allerdings in vielen Fällen nur unzureichend über häusliche Hilfsmöglichkeiten informiert. Dies betrifft nicht nur den Patienten, vor allem pflegende Angehörige beklagen die fehlende Aufklärung und Beratung.

6.2.3 Sterben und Tod

Die Angst vor dem Tod ist für viele Menschen weniger belastend als die Angst vor dem Sterben. In dem Moment, in dem eine Diagnose mitgeteilt wird, die für den Patienten mit Tod und Sterben in Verbindung gebracht wird, sind jedoch die Angst vor dem Tod und die Angst vor dem Sterben gleichbedeutend bedrohlich.

Hilfreich im Kontakt mit Sterbenden und deren Angehörigen ist es, sich vor ab mit der eigenen Endlichkeit auseinanderzusetzen. Verschiedene Formen dieser Auseinandersetzung sind Gespräche, Seminare und Literatur (Abb. 6.1).

Sterben

Jeder Mitarbeiter im Gesundheitswesen sollte sich mit Tod und Sterben auseinandersetzen. Bedenken Sie aber, dass Ihre Einstellung sich im Verlauf durch Erfahrung und Erlebnisse verändern kann.

Rechte von Sterbenden:

- Die sterbende Person hat das Recht auf einen individuellen Tod
- Die sterbende Person hat das Recht, alleine sein zu dürfen, aber niemals alleine sein zu müssen
- Die sterbende Person hat das Recht auf Ansprache und auf Stille
- Die sterbende Person hat das Recht auf Körperkontakt, wenn sie dies möchte
- Die sterbende Person hat das Recht, negative Gefühle zu zeigen
- Die sterbende Person hat das Recht auf eine ruhige Umgebung oder auf Ablenkung
- Die sterbende Person hat das Recht auf Ehrlichkeit
- Die sterbende Person hat das Recht, Entscheidungen zu treffen
- Die sterbende Person hat das Recht auf Schmerzfreiheit

- Die sterbende Person hat das Recht, wichtige Dinge klären zu können
- Die sterbende Person hat das Recht auf religiöse Begleitung

6.2.4 Macht

Nicht nur in Gesundheitseinrichtung auch in anderen Institutionen können Ängste vor Willkür, Machtmissbrauch und Zwang entstehen.

Prinzipiell ist das Auftreten von Willkür und Zwang überall möglich, selbst im familiären Umfeld.

Angst vor Machtmissbrauch kennt man beispielsweise aus Schulen, aus Behörden oder Banken, Justizvollzugsanstalten oder Kinderheimen.

Frau Müllers Tochter hatte im Mathe Test eine 4- geschrieben. Der Durchschnitt der Klasse lag bei 3,9. Einige Eltern diskutieren die enttäuschenden Mathematikergebnisse bei einem Elternstammtisch und kommen zu dem Konsens, dass der Unterricht vermutlich keine ausreichende Vorbereitung auf den Test dargestellt hat. Sie wünschen ein Gespräch mit dem Mathematiklehrer, befürchten allerdings, dass die Schüler darunter leiden müssen. Schließlich verzichten sie darauf, den Lehrer zu kontaktieren.

Ähnliche Befürchtungen sind in allen Bereichen des Lebens zu beobachten, selbstverständlich auch in Gesundheitsberufen.

Frau Fichtner wird von einem ambulanten Pflegedienst betreut. Sie lebt in einer eigenen Wohnung im Haus der Tochter. Da die Tochter bereits berentet ist, bekommt sie mit, wann der Pflegedienst zu ihrer Mutter kommt und wann die Mitarbeiter wieder gehen. Bei diesen Beobachtungen stellt sie fest, dass eine Mitarbeiterin immer deutlich weniger Zeit bei der Mutter verbringt als alle anderen. Sie befürchtet, dass die Mitarbeiterin ihre Arbeit nicht gründlich macht und beobachtet gezielt die Besuche dieser Mitarbeiterin sowie den Zustand der Mutter nach dem Besuch. Sie kommt zu dem Ergebnis, dass die Mitarbeiterin nicht alle Leistungen, die dokumentiert werden, auch tatsächlich durchführt und findet dafür auch Beweise.

Nun weiß sie aber nicht, was sie dagegen unternehmen soll. Eine direkte Konfrontation der Mitarbeiterin möchte sie nicht, da sie befürchtet, die Mutter müsse darunter leiden. Eine Beschwerde bei der Einrichtungsleitung kommt aus demselben Grund nicht in Frage. Da sie keine Lösung findet, beobachtet sie weiter und ärgert sich.

Nach über einem Jahr verstirbt Frau Fichtner. Die Tochter beschwert sich nach dem Tod der Mutter bei der Pflegedienstleitung über die Mitarbeiterin.

Würde man Mitarbeiter in Gesundheitsberufen darauf ansprechen, würde vermutlich der größte Teil der Mitarbeiter einen Machtmissbrauch weit von sich weisen. Trotzdem können immer wieder Situationen beobachtet werden, in denen der Patient durch seine Position von Machtmissbrauch bedroht ist.

Die Pflegekraft Regina beobachtet zufällig folgende Situation: Ihre Kollegin ist gerade bei einer 22-jährigen Patientin, die sich in ihr Bett zurückzieht und durch eine depressive Episode so antriebsgehemmt ist, dass sie einnässt. Gerade als die Kollegin das Bett frisch bezogen hat, stellt sie fest, dass es schon wieder nass ist. Gereizt fordert sie die Patientin auf, das Bett zu verlassen und es selbst frisch zu beziehen. Die Patientin zeigt keinerlei Reaktion. Die Kollegin verliert die Nerven, holt aus und gibt der jungen Frau eine Ohrfeige. Regina ist entsetzt. Wie soll sie sich verhalten. Die Kollegin kennt sie schon seit Jahren als zuverlässige, kompetente Mitarbeiterin und die regressiven Tendenzen der Patientin empfindet sie ebenfalls als belastend. Dennoch ist Gewalt gegen Patienten für sie unvorstellbar und nicht zu tolerieren. Soll sie die Kollegin ansprechen? Soll sie ihre Beobachtung an die Leitungsebene weitergeben? Oder soll sie einfach den Mund halten und ihre Beobachtung ignorieren?

Von Seiten der Betroffenen wird fast immer auch die Durchführung von Zwangsmaßnahmen als Machtmissbrauch bezeichnet. Freiheitsentziehende Maßnahmen und Zwangsmedikationen sind in vielen Einrichtungen des Gesundheitswesens alltäglich. Die Wahrnehmung der Mitarbeiter gegenüber Freiheitsentziehungen als Ausdruck von Macht ist eingeschränkt, da diese Maßnahmen nur in der Annahme durchgeführt werden, den Betroffenen oder seine Umgebung zu schützen.

Rein juristisch betrachtet, ist ein großer Teil der Freiheitsentziehungen legitimiert. Fachlich betrachtet, wäre ein erheblicher Teil dieser Maßnahmen durch Alternativen zumindest zeitweise vermeidbar. Dazu können verschiedene Maßnahmen und technische Hilfsmittel verwendet werden, um die freiheitsentziehende oder freiheitseinschränkende Maßnahme zu vermeiden.

Einige Projekte und Publikationen beschäftigen sich mit der Vermeidung von Freiheitsentziehungen: Das Projekt ReduFix®, das vom Bundesministerium für Familie, Senioren, Frauen und Jugend BMFSFJ in Kooperation mit der Evangelischen Fachhochschule Freiburg und dem Robert-Bosch-Krankenhaus Stuttgart gefördert wurde, hat die Reduzierung von Freiheitsentziehungen in der Praxis zum Ziel und konnte eine Reduzierung von bewegungseinschränkenden Maßnahmen erreichen.

Lesetipp

Das Bayerische Staatsministerium für Arbeit und Sozialordnung, Familie und Frauen hat eine Broschüre und eine DVD herausgegeben – »Eure Sorge fesselt mich«, die sich mit der Vermeidung von Freiheitsentziehungen beschäftigt und über die Homepage bezogen werden kann.

Zwang und Gewalt

Im Kontakt mit Patienten können immer wieder Situationen auftreten, in denen Mitarbeiter oder andere Personen bewusst oder unbewusst Druck auf den Betroffenen ausüben. Dies kann im alltäglichen Geschehen durch Stress oder Gedankenlosigkeit auftreten, es kann jedoch auch vorkommen, dass der Mitarbeiter enttäuscht, wütend oder verärgert ist und deshalb unangemessen reagiert.

Zum besseren Verständnis werden an dieser Stelle verschiedene Beispiele aus allen Bereichen genannt, die als Zwang oder Gewalt gegen die Betroffenen betrachtet werden können. Beispiele und Übungen zu diesem Thema beinhaltet außerdem Kapitel 7.

Beispiele für Gewalt:

- Bevormundung
- Zwang zur Kommunikation
- Ignorieren von Fragen oder Aufforderungen
- Lautes Reden
- Schimpfen
- Desinteresse
- Zwanghafte Lagerung, Zwangsmobilisation
- Fixierung
- Vorenthalten von medizinischer oder therapeutischer Behandlung
- Wegnehmen von Hilfsmitteln
- Zwang zur Körperpflege
- Anwendung von »Lätzchen« und Plastikgeschirr
- Zwang zur Nahrungs- oder Flüssigkeitsaufnahme
- Einflößen von Nahrung
- Zu wenig Toilettengänge
- Psychopharmaka ohne Wissen des Patienten
- Beschäftigungsangebote sind nicht altersentsprechend
- Duzen oder falsche Ansprache

Wichtig ist es, Situationen, in denen Zwang oder Gewalt droht, wahrzunehmen und entsprechend zu vermeiden.

6.2.5 Angst vor dem Alleinsein

Jeder Mensch kennt die Angst vor dem Alleinsein aus seiner eigenen Vergangenheit.

Nach dem misslungenen Mathematiktest kann die Tochter von Frau Müller nicht gut schlafen. Nachts um 1 Uhr steht sie im Schlafzimmer der Eltern, weil sie Angst hat und nicht mehr alleine weiter schlafen kann. Schnell schlüpft sie zu ihren Eltern unter die Decke.

Auch Patienten im Gesundheitswesen können Angst vor dem Alleinsein haben. Gerade nachts führen diese Ängste bei dementen Menschen zu einer Unruhe, so dass sie teilweise ihr Bett verlassen und herumwandern.

Nicht selten werden solche Ängste dann mit Psychopharmaka behandelt. In Pflegeeinrichtungen stehen auch kaum andere Möglichkeiten zur Verfügung.

Sehr häufig äußern gerade demenzerkrankte Patienten dann »Ich muss nach Hause« und wiederholen dies permanent oder versuchen gar, diese Aussage umzusetzen und die Einrichtung zu verlassen.

Dabei bedeutet die Aussage »Ich muss nach Hause« eigentlich nur »Ich muss an einen Ort, an dem ich mich zuhause fühle«, also eine Ort der Geborgenheit und der Privatheit: »Ich fühle mich hier fremd und verlassen.« Selbst in der eigenen Wohnung wird diese Aussage formuliert, allerdings seltener als in stationären Aussagen. Angehörige antworten dann meist: »Du bist doch zuhause!« Dieses »Zuhause« des Erwachsenenlebens wird von den Betroffenen jedoch gar nicht mehr als ihre Heimat erkannt, sie sehnen sich nach dem Zuhause ihrer Kindheit, nach der beschützten Atmosphäre in der Ursprungsfamilie.

Wenn es gelingt, diese Atmosphäre der Geborgenheit und Vertrautheit in einer Einrichtung des Gesundheitswesens zu schaffen, wird das Weglaufen und Herumwandern nicht mehr notwendig sein. Auch wenn der Betroffene die Umgebung nicht als sein Zuhause identifiziert, fühlt er sich in dieser Umgebung heimisch und wohl.

Das Ehepaar Dettmer lebt in einem beschützten Wohnbereich einer Langzeitpflegeeinrichtung. Beide Eheleute sind an einer fortgeschrittenen Demenz erkrankt und weisen erheblich kognitive Defizite auf. Bei ihrem Rundgang durch das Haus trifft die Pflegedienstleitung das Ehepaar im Garten auf der Hollywoodschaukel an. Als sie die beiden anspricht, um sich nach ihrem Befinden zu erkundigen, antwortet Frau Dettmer: »Oh es geht uns sehr gut, wunderbar. Das ist der schönste Urlaub, den wir je gemacht haben«. Herr Dettmer nickt.

Das Gefühl des Beschütztseins kann auch verbal vermittelt werden durch konkrete Zusagen wie: »Ich sehe nach Ihnen«, »Ich passe auf Sie auf« oder »Ich bin jederzeit für Sie ansprechbar«. Dies gilt sowohl im stationären als auch im ambulanten Bereich. Feste Angebote von Aufmerksamkeit und Achtsamkeit vermitteln Sicherheit, wenn sie eingehalten werden.

In einem Pflegeheim in Thailand werden demente Menschen betreut. Jeder Patient wird nachts von einer thailändischen Pflegekraft betreut, die auf einer Matte vor seinem Bett schläft.

Solche Pflegemaßnahmen sind in westlichen Pflegeeinrichtungen unvorstellbar. Dennoch stellt sich die Frage, ob das Gefühl der nächtlichen Angst durch Medikamente beseitigt werden muss, die für den Betroffenen mit erheblichen Nebenwirkungen verbunden sind.

Können Sie als zuständiger Mitarbeiter überhaupt verantworten, dass Sie Ihren Patienten Medikamente verabreichen, von denen Sie wissen, dass die schädlichen Effekte den Nutzen übersteigen? Mit welchem Ziel tun Sie dies? Müssen Sie aus Zeitmangel und zur Aufrechterhaltung der Nachtruhe solche Maßnahmen ergreifen?

Frau Aumüller leidet unter Einschlafstörungen und dem Gefühl der Einsamkeit. Sie liegt am Abend lange grübelnd im Bett, bevor sie in den Schlaf findet. In der Einrichtung, in der sie lebt, wird ein Nacht-Café eingeführt. Alle Patienten, die zuhause nicht so früh zu Bett gegangen sind, treffen sich im Kaminzimmer, schauen gemeinsam einen Film, trinken ein Glas Wein oder eine Tasse Tee und essen Plätzchen. Die meisten, unter ihnen auch Frau Aumüller, gehen danach entspannt zu Bett. Frau Aumüller erinnert das Nacht-Café an früher, als sie gelegentlich mit ihrem Ehemann abends ausging. Einige Patienten können danach noch immer nicht schlafen und begleiten die Pflegekraft der Nachtschicht bei ihrem Rundgang durch das Haus, andere bleiben zusammen im Kaminzimmer und unterhalten sich bis in die Nacht.

6.2.6 »Ist das schlimm?«

Sicher kennen Sie Fragen Ihrer Patienten, wie »Ist das schlimm?« oder »Tut das weh?« aus Ihrem Berufsalltag. Oftmals lautet die lapidare Antwort von Mitarbeitern in Gesundheitsberufen dann »Nein, das ist gar nicht schlimm« oder »Das tut nicht weh«.

Derartige Fragen werden häufig vor Untersuchungen oder kleinen Eingriffen gestellt, die ein großer Teil der Mitarbeiter noch nicht am eigenen Leib erfahren hat. Jede Maßnahme, die man schon selbst »über sich ergehen lassen musste«, verändert die Einstellung zu Ängsten und Befürchtungen und erlaubt eine ehrliche Antwort.

Frau Seifert wird angeraten, eine Kernspintomographie durchführen zu lassen. Aufgeregt ruft sie ihren Sohn an, um ihm mitzuteilen, dass sie »in die Röhre muss«. Der Sohn, der eine solche Untersuchung noch nie bekommen hat, übergibt den Telefonhörer an seine Tochter, die erst vor kurzem bei dieser Untersuchung war. Die elfjährige Enkelin beruhigt ihre Oma: »Das ist wirklich nicht schlimm, Oma, nur ein bisschen laut. Du bekommst aber Kopfhörer, man muss einfach nur still liegen.« Nach der Untersuchung beschwert sich die Oma bei ihrer Enkelin: »Es war furchtbar, ich hatte solche Platzangst, ich war nass geschwitzt. So eine Untersuchung würde ich mir nie mehr machen lassen.«

Auch, wenn man eine Untersuchung oder eine Maßnahme schon selbst erlebt hat, ist das Empfinden individuell verschieden. Selbstverständlich ist es Aufgabe von Mitarbeitern in Gesundheitsberufen, Patienten zu beruhigen und ihnen die Angst zu nehmen. Fühlt sich der Patient jedoch in seinen Befürchtungen nicht ernst genommen und »vertröstet«, hat er im Anschluss das Vertrauen in diese Person verloren.

6.2.7 Angst bei Mitarbeitern

Auch Mitarbeiter im Gesundheitswesen leiden im Zusammenhang mit ihrer Tätigkeit unter Ängsten. Dabei können verschiedene Formen der Angst unterschieden werden.

Mitarbeiterängste:
- Angst vor dem Versagen
- Angst vor Fehlern
- Angst vor falschen Entscheidungen
- Angst vor Klagen und juristischen Auseinandersetzungen
- Angst vor Patienten

Herr Keller arbeitet als MTRA in einer Universitätsklinik. In seiner Kindheit wurde er von seinem Onkel sexuell missbraucht und misshandelt. Wegen dieser Erfahrung ist Herr Keller in psychotherapeutischer Behandlung. Seine Arbeit liebt Herr Keller und hat einen herzlichen, fast aufopfernden Umgang mit Patienten. Wenn er jedoch mit einem alkoholisierten Patienten konfrontiert wird, beginnt Herr Keller vor Angst zu zittern, da der Onkel ihn immer in alkoholisiertem Zustand missbraucht hat. Herr Keller wird dann panisch und kann sich nicht mehr auf seine Aufgabe konzentrieren.

Ängste vor Patienten existieren auch, wenn diese bedrohlich und verbal oder körperlich aggressiv auftreten.

Schuld

Der Gedanke, einen Patienten durch einen Fehler, eine Verwechslung, eine falsche Reaktion oder durch fehlendes Wissen zu schädigen, ist für Mitarbeiter in Gesundheitsberufen beängstigend. Sobald man die Verantwortung für die Unversehrtheit eines Patienten übernommen hat, empfindet man den Gedanken, etwas zu übersehen oder nicht schnell genug zu reagieren, als belastend.

Besonders schwierig ist der Umgang mit diesen Gefühlen, wenn im Vorfeld tatsächlich eine Person zu Schaden kam, unabhängig von der Frage der Schuld und Verantwortung.

Ebenso belastend ist der Gedanke, trotz eines völlig korrekten Verhaltens, einen Fehler vorgeworfen zu bekommen. Dabei spielt es keine Rolle, wer diesen Vorwurf äußert. Im Hinterkopf vieler Mitarbeiter im Gesundheitswesen lauert immer der Gedanke, »man könne im Gefängnis landen«.

In diesem Zusammenhang spielt auch die Dokumentation von Leistungen eine bedeutende Rolle.

Übung: Doku-Check
Trainiert die Haltung
Hilfsmittel: Dokumentation
Dauer: 15 bis 30 Minuten

Doku-Check

Überprüfen Sie Ihre Dokumentation unter dem Aspekt der juristischen Sicherheit. Sind die Inhalte ausreichend und vollständig? Haben Sie die relevanten Informationen knapp, präzise und zeitnah dokumentiert? Wiederholen Sie den Doku-Check stichprobenartig alle vier Wochen.

Gewissen

Unabhängig von der Qualität der Dokumentation stellt man im Falle einer Schädigung eines Patienten fest, dass man auch bei fehlerfreiem, korrektem Verhalten unter Gewissensbissen leidet. Die Tatsache, dass dem Mitarbeiter eines Gesundheitsberufs vorgeworfen wird, sich falsch verhalten zu haben, ist deshalb besonders schlimm, weil der Mitarbeiter normalerweise mit der Intention anderen helfen zu wollen, seine Arbeit ausübt.

Übung: Gewissensprüfung
Trainiert die Haltung
Hilfsmittel: keine
Dauer: variabel

Gewissen

Gewissensprüfung: Habe ich mir tatsächlich etwas vorzuwerfen? Kann ich aus dieser Situation etwas lernen? Kann ich mein Gewissen erleichtern, indem ich mit einer vertrauten Person über die Situation rede?

6.2.8 Angststörungen

Immer wieder begegnet man den Einrichtungen des Gesundheitswesens Menschen, die unter einer Angststörung leiden. Wichtigster Faktor ist es in diesem Zusammenhang, die Problematik zu erkennen und angemessen darauf zu reagieren.

An dieser Stelle werden verschiedene Beispiele und Situationen beschrieben, bei denen Angststörungen vorliegen, um die Sensibilität zu schärfen.

Dragica Botic ist 24 Jahre alt und hat in ihrer Heimat Bosnien als Kind den Krieg erlebt. Vor ihren Augen wurden damals ihr Vater und ihr Großvater erschossen. Seither reagiert sie mit nächtlichen Panikattacken, ausgelöst werden diese häufig durch laute Geräusche. Wegen einer Ovarialzyste wird Frau Botic auf einer gynäkologischen Station aufgenommen. Als nachts mit lautem Knall eine Tür zufällt, flieht die Patientin unter ihr Bett und wird dort an die Wand gepresst von der Pflegekraft der Nachtschicht vorgefunden.

Herr Güngör wird nach einem Autounfall in das nächstgelegene Krankenhaus gebracht. Aufgrund seiner Verletzungen soll er nach der Erstversorgung und Diagnostik operiert werden. Außerdem wird eine Injektion angeordnet, die ein Schmerzmittel beinhaltet. Den Mitarbeitern ist nicht bekannt, dass Herr Güngör in seiner Heimat als politischer Gefangener inhaftiert war und gefoltert wurde. Zum Einsatz kamen dabei auch Spritzen. Als nun Herr Güngör die Spritze mit dem Analgetikum sieht, versucht er trotz seiner Verletzungen, aus dem Krankenhaus zu fliehen.

Frau Rosenberg wird an ihrem 90. Geburtstag in einem Pflegeheim aufgenommen. Die alte Dame ist rüstig und freundlich im Kontakt, so dass die Mitarbeiter sich zunächst wundern, warum sie überhaupt stationärer Pflege bedarf, obwohl sie auf den ersten Blick etwas ungepflegt wirkt. Aus diesem Grund wird ihr am Abend eine Dusche angeboten. Frau Rosenberg, die den Tag über sehr charmant und kooperativ war, wird schlagartig verbal aggressiv und setzt sich auch mit Tritten und Schlägen zur Wehr. Am nächsten Tag kommt ihre Tochter zu Besuch und wird auf den Vorfall angesprochen. Sie erzählt, dass ihre Mutter als Halbjüdin im Konzentrationslager Theresienstadt war und seither keine Dusche mehr betritt.

Die Patienten aus den oben aufgeführten Beispielen werden den Grund ihrer Angst nicht unbedingt offen aussprechen. Wenn Angehörige über diese Erfahrungen berichten, ist das befremdliche Verhalten zumindest erklärbar. Wenn keine biografischen Informationen bekannt sind, müssen derartige Verhaltensweisen zumindest so weit akzeptiert werden, als der Patient dadurch keine gesundheitliche Beeinträchtigung erleidet.

6.3 Desorientiertheit

Einschränkungen der Orientierungsfähigkeit sind ein gravierendes Problem im Gesundheitswesen und werden in allen Einrichtungen beobachtet. Dabei wird zwischen einer Orientierungsstörung, also einer vorübergehenden Beeinträchtigung und der Desorientiertheit, einer dauerhaften Beeinträchtigung der Orientierung unterschieden.

> **Orientierung beinhaltet die kognitive Fähigkeit, sich bezüglich des Ortes, der Zeit, der Situation und der eigenen Person zurechtzufinden.**

Störungen der Orientierungsfähigkeit werden vor allem bei der Demenz beobachtet, treten jedoch auch bei etlichen anderen Krankheitsbildern auf.

Desorientiertheit:

- Stoffwechselerkrankungen
- Schädel-Hirn-Traumen
- Entzündungen, wie Meningitis oder Enzephalitis
- Alkohol- oder Medikamentenabusus
- Tumore
- Intoxikationen etc.

> **Unabhängig von der Ursache ist der vollständige oder teilweise Verlust des Orientierungsvermögens für den Betroffenen beängstigend und belastend.**
>
> **Desorientiertheit kann jedoch auch für die Umwelt belastend sein, teilweise sogar auch beängstigend.**

Angehörige, Freunde und Bekannte, Nachbarn und andere Bezugspersonen, aber auch Mitpatienten sowie Mitarbeiter in Gesundheitseinrichtungen können das Verhalten des Patienten als Belastung oder Herausforderung empfinden. Um den Respekt und die Würde des Patienten nicht zu verletzen, gelten klare Regeln für einen achtsamen Umgang.

6.4 Umgang mit Orientierungsstörungen

Die Besonderheiten der Kommunikation mit Patienten, die unter kognitiven Problemen leiden, wurden schon in Kapitel 3 beschrieben.

Für den Umgang mit desorientierten Menschen wird darüber hinaus ein hohes Maß an Verständnis, Geduld, konzentrierter Wahrnehmung, Flexibilität und Kreativität benötigt.

> **Der desorientierte Patient darf niemals bloßgestellt werden.**

Das ungewollte Bloßstellen der Betroffenen wird vor allem dann beobachtet, wenn Angehörige über die Einschränkungen des Patienten in seinem Beisein befragt werden beziehungsweise Mitarbeiter über den Kopf des Betroffenen hinweg die weitere Behandlung besprechen.

Im Alltag von Einrichtungen des Gesundheitswesens geschieht das Bloßstellen von kognitiv veränderten Patienten aber auch dann, wenn Anforderungen an den Patienten gestellt werden, die dieser offensichtlich nicht erfüllen kann.

Herr van der Arlt ist 74 Jahre alt und wird von seinem Hausarzt zu einem Facharzt für Neurologie überwiesen. In Anamnesegespräch wird Herr van der Arlt unter anderem gefragt, wie viele Kinder er hat. Diese Frage kann der Patient nicht beantworten und ist über sein Unvermögen sichtlich schockiert.

Die Mitarbeiter eines ambulanten Pflegedienstes haben eine Fortbildung zum Thema Umgang mit Demenzerkrankungen absolviert. Dabei wurde auch besprochen, dass es hilfreich ist, den Betroffenen Orientierungshilfen anzubieten. Die Mitarbeiter werden angewiesen, dies im Alltag umzusetzen. Pflegekraft Andrea betritt am folgenden Morgen die Wohnung von Frau Soder mit den Worten »Guten Morgen, wer bin ich?« Frau Soder empfindet die Frage als Anmaßung und ignoriert sie deshalb. Daraufhin erkundigt sich Andrea: »Nun, dann können Sie mir sicher sagen, welchen Tag wir heute haben.«

Herr Neumann wurde vor zwei Wochen in einem Pflegeheim aufgenommen. Seit einem dreiviertel Jahr zeigen sich bei ihm Symptome einer Demenzerkrankung. Der soziale Dienst der Einrichtung möchte Herrn Neumann nun in das Beschäftigungsangebot des Heims integrieren und besucht ihn in seinem Zimmer, um die Angebote vorzustellen. Die Mitarbeiterin des Sozialdienstes Frau Reinhard hat einen Wochenplan für Herrn Neumann mitgebracht und geht die Angebote mit ihm durch. Herr Neumann interessiert sich besonders für den Skatabend und teilt dies Frau Reinhard mit. Daraufhin erklärt Frau Reinhard, dass Herr Neumann gerne beim nächsten Treffen der Skatspieler teilnehmen könne. Er solle einfach am nächsten Donnerstag um 19 Uhr in die Cafeteria kommen. Herr Neumann kann sich weder den Zeitpunkt noch den Ort des Treffens merken und verpasst deshalb den Skatabend. Am darauffolgenden Tag trifft er Frau Reinhard im Speisesaal. Diese spricht ihn sofort an, um sich zu erkundigen, warum er nicht gekommen sei. Herrn Neumann ist dies peinlich. Verzweifelt sucht er nach einer Ausrede.

Jede Situation, in der der Betroffene bemerkt, dass seine Fähigkeiten nicht der gesunden Norm entsprechen, ist eine Verletzung seiner Würde und seines Selbstbildes.

Unter Berücksichtigung der demografischen Entwicklung müssen alle Mitarbeiter in Gesundheitsberufen sich auf die Veränderungen durch die zunehmende Anzahl von betroffenen Patienten einrichten und für ihren Arbeitsbereich frühzeitig Konzepte entwickeln, die einen würdevollen Umgang gewährleisten.

Im Folgenden werden verschiedene Bereiche anhand von Beispielen beschrieben, in denen sinnvolle Strategien zeitnah umgesetzt werden können.

6.4.1 Demenzbegleiter

Durch das Pflegeweiterentwicklungsgesetz wurde in der stationären Altenhilfe für Personen mit eingeschränkter Alltagskompetenz das neue Betätigungsfeld der zusätzlichen Betreuungskraft nach § 87 b SGB XI geschaffen. Diese Alltagsbegleiter sollen demenziell erkrankte oder psychisch veränderte Menschen durch sinnvolle Beschäftigungsangebote und im Alltag begleiten.

Die Begleitung von Menschen mit kognitiven Veränderungen ist jedoch sicherlich auch in anderen Bereichen des Gesundheitswesens vonnöten.

Begleiter

Die Funktion eines »Demenzbegleiters«, eines »Scouts«, eines »Paten«, also einer Person, die Betroffene auf ihren Weg durch das Gesundheitswesen begleitet, ist in allen Institutionen sinnvoll. So könnte im Krankenhaus schon bei der Aufnahme eine ehrenamtliche Betreuung angeboten werden, wenn der Patient keine Angehörigen hat.

In ambulanten Institutionen ist es sinnvoll, dass der Betroffene immer durch die gleiche Person behandelt und begleitet wird. Ein fester Ansprechpartner, der schon beim Betreten einer Praxis zur Verfügung steht, übernimmt wie ein Wegweiser die Lenkung des Patienten durch die Praxis und steht ihm jederzeit als Bezugsperson zur Verfügung.

Das Verhalten von desorientierten Menschen kann für Angehörige und Mitarbeiter besser nachvollzogen werden, wenn diese eine ungefähre Vorstellung haben, wie sich das Krankheitsbild auf die Wahrnehmung und auf die emotionale Situation des Betroffenen auswirkt.

Um ein Gefühl für die Erkrankung zu entwickeln, wurde von der Evangelischen Stiftung Tannenhof in Remscheid der »Demenz-Parcours« entwickelt. Dabei wird in verschiedenen Stationen vermittelt, wie Menschen mit Demenz ihre Umwelt wahrnehmen und erleben.

Der Demenz-Parcours vermittelt nicht nur, wie Demenzerkrankte die Umwelt wahrnehmen und erleben sondern auch, was sich in ihrem Denken und Verhalten dadurch verändert sowie die daraus resultierenden Schwierigkeiten in der Bewältigung des Alltags. Alles das, was für Nicht-Erkrankte so einfach erscheint, beispielsweise, wie belastend der Verlust der Sprache ist oder die Fähigkeit, neue Informationen aufzunehmen und wiedergeben zu können oder Handlungsabläufe einzuhalten, wird im Parcours auf Grundlage der Symptome vermittelt.

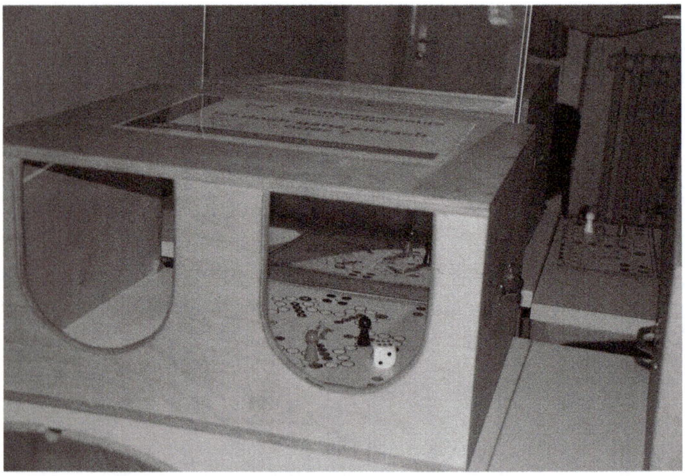

■ **Abb. 6.2 Demenz-Parcours 1.** (Mit freundlicher Genehmigung der Evangelischen Stiftung Tannenhof)

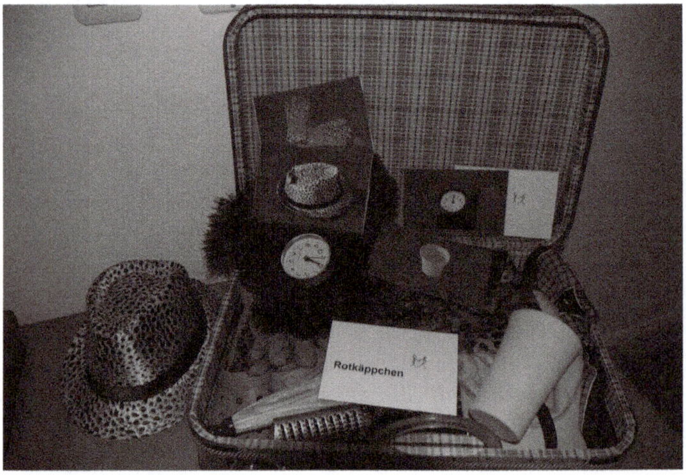

■ **Abb. 6.3 Demenz-Parcours 2.** (Mit freundlicher Genehmigung der Evangelischen Stiftung Tannenhof)

Parcours

Der »Demenz-Parcours« (■ Abb. 6.2 und ■ Abb. 6.3) kann von Angehörigen, von Mitarbeitern in Gesundheitsberufen, von interessierten Laien und ehrenamtlichen Helfern genutzt werden und von Institutionen zu diesem Zweck beim Demenz-Servicezentrum Bergisches Land auch ausgeliehen werden (Kontakt: 02191/12-1212).

6.4.2 Ich möchte dich besser kennenlernen

Für einen achtsamen, wertschätzenden Umgang mit Patienten benötigt man eine Beziehung, die auf Vertrauen beruht. Dieses beiderseitige Vertrauen wird umso größer, je besser man sich gegenseitig kennt.

Für einen wertschätzenden Kontakt mit desorientierten, dementen Patienten sind deshalb Kenntnisse der Individualität dieser Person förderlich. Ausschlaggebend hierfür ist das Wissen um die Biografie des Betroffenen. Je mehr der Mitarbeiter über die Erfahrungen und Erlebnisse des Betroffenen weiß desto besser kann er mit ihm kommunizieren und auf auffällige Verhaltensweisen reagieren.

Sobald eine Verhaltensweise erklärbar ist, wird sie nicht mehr unbedingt als störend empfunden.

Dabei unterscheidet man die äußere und die innere Biografie.

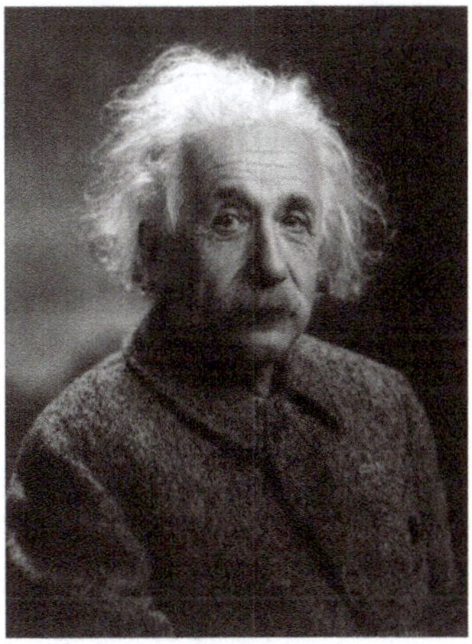

Abb. 6.4 Albert Einstein. (Foto: O.J. Turner, Princeton 1947)

Äußere Biografie

Die äußere Biografie beinhaltet vor allem soziale Eckdaten und konkrete Ereignisse aus dem Leben eines Menschen. In diesem Kapitel wurde beispielhaft die Biografie von Albert Einstein ausgewählt (Abb. 6.4), der zwar nicht an einer Demenz erkrankt war, dessen Biografie sich aber gut eignet, den Unterschied zwischen äußerer und innerer Biografie darzustellen (▶ Fallbeispiel Albert Einstein: Äußere Biografie).

Je mehr Informationen über die äußere Biografie gesammelt werden können, desto einfacher ist die Erforschung von Verhaltensweisen.

Die äußere Biografie liefert wichtige Hinweise auf die innere Biografie.

Bei Menschen mit kognitiven Einbußen ist es schwierig, Informationen zu sammeln. Unterstützend werden normalerweise die Angehörigen befragt.

Allerdings kommt es immer wieder vor, dass ein Betroffener keine Angaben über seine Biografie machen möchte und auch die Angehörigen dies nicht können oder wollen.

Die Verweigerung, persönliche Dinge preiszugeben, muss akzeptiert werden. Wenn jedoch im Gespräch biografische Informationen bekannt werden, können sie den achtsamen Umgang ermöglichen.

Versucht man, für die eigenen Eltern oder Großeltern eine Biografie wiederzugeben, wird man feststellen, wie schwierig dies ist. Obwohl man die Eltern meist sehr gut kennt, weiß man oft nicht, was diese vor Jahrzehnten getan haben. Noch schwieriger ist es, wenn man einen Elternteil nicht kennt. »Familiengeheimnisse« und Konflikte kommen erschwerend hinzu.

Fallbeispiel Albert Einstein: Äußere Biografie

Albert Einstein wurde am 14. März 1879 als erstes Kind der jüdischen Eheleute Hermann und Pauline Einstein, geborene Koch, in Ulm geboren. Als Alberts Großmutter ihn zum ersten Mal sah, soll sie fortwährend gesagt haben: »Viel zu dick! Viel zu dick!« Aber allen Befürchtungen zum Trotz verlief die Entwicklung des jungen Albert normal. Im November 1881 wurde Alberts Schwester Maria – genannt Maja – geboren. Kurze Zeit später siedelte die Familie Einstein nach München über, wo Albert zuerst die Volksschule und dann das dortige Luitpold-Gymnasium besuchte. Er war ein »mittelmäßiger« Schüler, der sich aber schon sehr früh für die Naturwissenschaften und für die Mathematik interessierte. Der Unterricht im Gymnasium gefiel ihm nicht, da er unter strenger Disziplin und dem Zwang zum Lernen durchgeführt wurde. Als 15-Jähriger verließ er die Schule ohne Abschluss und folgte seiner Familie nach Mailand, wo sie sich in der Zwischenzeit niedergelassen hatte. Um den versäumten Schulabschluss nachzuholen, besuchte er ab 1895 die Kantonsschule in Aarau in der Schweiz. Dort machte er ein Jahr später das Abitur (Matur) und begann 1896 ein Studium in Zürich. Sein Studienziel war das Diplom eines Fachlehrers für Mathematik und Physik. Im Juli 1900 beendete er mit Erfolg sein Studium. Er zog nach Bern und erhielt eine Stelle am dortigen Patentamt. In seiner Freizeit arbeitete er auf dem Gebiet der theoretischen Physik. 1905 veröffentlichte er einige sehr bedeutende wissenschaftliche Arbeiten. Eine davon handelt von der bahnbrechenden speziellen Relativitätstheorie. 1903 heiratete er seine Studienfreundin Mileva Maric. Ein Jahr später wurde Einsteins erster Sohn Hans Albert geboren, 1910 sein zweiter Sohn Eduard. 1909 wurde er Professor für Theoretische Physik an der Universität Zürich. Es folgten Professuren in Prag und dann wieder in Zürich. 1914 wurde Einstein nach Berlin berufen, um dort wissenschaftlich zu arbeiten. Im gleichen Jahr brach auch der Erste Weltkrieg aus. Nachdem sich Einstein von seiner Frau Mileva getrennt hatte, heiratete er 1919 seine Cousine Elsa Löwenthal. In den Jahren 1909 bis 1916 arbeitete Albert Einstein an einer Verallgemeinerung der speziellen Relativitätstheorie, der allgemeinen Relativitätstheorie. Für das Jahr 1921 erhielt er den Nobelpreis für Physik. Durch die politischen Verhältnisse und den damit verbundenen Geschehnissen im Nazi-Deutschland verließ Einstein im Dezember 1932 Deutschland. Er hat danach nie wieder deutschen Boden betreten. Von 1933 an lebte Einstein mit seiner Familie in Princeton, Amerika. Am dortigen »Institute for Advanced Study« (Institut für Fortgeschrittene Studien) fand er ideale Arbeitsbedingungen. Im Dezember 1936 starb Einsteins Frau Elsa. 1939 brach der Zweite Weltkrieg aus. Aus Angst davor, dass in Deutschland an Atombomben gearbeitet wird, schrieb er einen Brief an Franklin D. Roosevelt, den Präsidenten der Vereinigten Staaten von Amerika, um ihn auf die Möglichkeit von Atomwaffen hinzuweisen. 1946 machte er den Vorschlag einer Weltregierung, in der er die einzige Möglichkeit für einen dauerhaften Frieden sah. Die letzten Jahre seines Lebens verbrachte Einstein zurückgezogen in Princeton. Bis zuletzt arbeitete er an einer neuen Theorie, der einheitlichen Feldtheorie, die aber erfolglos blieb. Albert Einstein starb am 18. April 1955 im Alter von 76 Jahren. (Mit freundlicher Genehmigung von H-J Küpper, http://www.einstein-website.de)

Innere Biografie

Aus den Informationen der äußeren Biografie lässt sich nun ableiten, wie der Betroffene die Ereignisse seines Lebens verarbeitet hat. Die Bewältigung von Lebenserfahrungen und die Bedeutung dieser Erlebnisse entsprechen der inneren Biografie.

Je mehr man über die innere Biografie, also die Verarbeitung von Erlebnissen erfahren kann, desto leichter lassen sich Verhaltensweisen und Einstellungen nachvollziehen. Es ist deshalb wichtig, sich immer wieder zu überlegen, welche Bedeutung positive und negative Lebensereignisse besitzen. Um dies zu erforschen, ist es sinnvoll, sich durch gezielte Fragestellungen und durch Gespräche mit den Betroffenen und ihren Angehörigen, weitere Informationen zu verschaffen.

Nicht sinnvoll ist es, Dinge in die Biografie hinein zu interpretieren, die nicht überprüfbar sind.

Die Fragestellungen zur Bewertung der inneren Biografie orientieren sich an verschiedenen Lebensbereichen.

Mögliche Fragestellungen zur inneren Biografie:

- Welchen Einfluss haben politische Ereignisse, Erziehung, Religion und Moral?
- Wie hat der Betroffene die Erfahrungen verarbeitet?
- Welche Gefühle hat er dabei entwickelt, beispielsweise Stolz, Freude, Hoffnungslosigkeit, Verzweiflung oder Schuld?
- Wie wichtig waren andere Personen in diesem Zusammenhang?
- Welche Einstellung zu Leben, Tod, Krankheit, Alter, Behinderung und Pflegebedürftigkeit hat sich daraus entwickelt?
- Ist der Betroffene mit dieser Entwicklung zufrieden und glücklich?
- Gibt es Ereignisse, die der Betroffene noch gar nicht verarbeitet hat?
- Ist die Verarbeitung dieser Ereignisse noch möglich?

Im folgenden Abschnitt werden diese Fragestellungen auf die mögliche innere Biografie von Albert Einstein übertragen, um Interpretationsmöglichkeiten aufzuzeigen, die jedoch rein fiktiv sind, da sie nicht im Gespräch mit Albert Einstein oder seiner Familie überprüfbar sind. Die Ausführungen sollen lediglich aufzeigen, in welcher Weise Informationen genutzt werden können (▶ Fallbeispiel Albert Einstein: Mögliche innere Biografie).

Biografie

Von Vorteil sind immer geografische und historische Kenntnisse bei der Interpretation der inneren Biografie.

Betrachtet man häufige Verhaltensweisen von desorientierten Patienten, kann man oftmals den Auslöser für dieses Verhalten in der äußeren und inneren Biografie finden und dann entsprechend darauf reagieren. Im folgenden Abschnitt werden hierfür Beispiele dargestellt, die bei der jetzigen Generation der Betroffenen häufig zu beobachten sind.

Kriegserlebnisse beeinflussen das Verhalten, wenn dadurch Ängste oder Schuldgefühle entstanden sind. Menschen, die als Soldaten andere getötet haben, leiden zum Teil lebenslänglich unter Albträumen. Viele möchten darüber gar nicht reden und reagieren beim Thema Vergangenheit ablehnend oder gar aggressiv.

Menschen, die während des Krieges auf der Flucht waren und Hunger leiden mussten, haben eine bewusste Einstellung zu Lebensmitteln. Oft werden diese im Zimmer gehortet, damit nichts verdirbt.

Fallbeispiel Albert Einstein: Mögliche innere Biografie

Betrachtet man zunächst die Kindheit, fällt auf, dass die Familie häufig den Wohnort gewechselt hat. Die sich daraus ergebende Erkenntnis wäre die Frage, wo sich Albert Einstein heimisch gefühlt haben kann. Erwähnt wird außerdem die Großmutter, die den Enkel viel zu dick fand. Welches Verhältnis hat sich dadurch entwickelt? Einige Informationen betreffen außerdem die Schulzeit von Albert Einstein. Im naturwissenschaftlichen Bereich wird er als guter Schüler beschrieben, im sprachlichen Bereich als eher schlecht. Wie hat er diese Begabung und das Versagen empfunden, reagierte er trotzig und rebellisch oder empfand er Stolz auf die guten Leistungen.

Viele Informationen betreffen die jüdische Herkunft von Albert Einstein. In diesem Zusammenhang wäre zu ergründen, ob er im Verlauf seines Lebens darunter gelitten hat, etwa als er deswegen angefeindet wurde und die Heimat verließ. Die Bedeutung der Aussage, dass er nie wieder deutschen Boden betreten hat, wären möglicherweise Angst oder Wut aber auch das Gefühl, eine neue Heimat gefunden zu haben.

Albert Einstein hat zweimal geheiratet. Wie wurde die Eheschließung von der Familie aufgenommen? Welche Bedeutung hatte für ihn die Gründung einer eigenen Familie, wie hat er die Trennung verarbeitet, welche Kontakte bestanden nach der Trennung zur Exfrau und den Kindern? Welches Verhältnis bestand zur zweiten Ehefrau?

Welche Bedeutung hatten seine wissenschaftlichen Erfolge? War er stolz auf seine Leistungen, z. B. den Nobelpreis? Wie ging er mit Niederlagen um? In diesen Zusammenhang fällt auch die Frage nach der Atombombe. Entwickelte Einstein im Nachhinein Schuldgefühle für seine Erfindung?

In der inneren Biografie spielen auch immer die Beziehungen zu Eltern, Geschwistern, Freunden und Bekannten, Kollegen und dem gesamten sozialen Umfeld eine Rolle. Welche Bezugspersonen hatte der Betroffene, mit wem hatte er ein inniges oder ein angespanntes Verhältnis? Gibt es Personen, mit denen Konflikte nie gelöst werden konnten?

Daraus ergeben sich im individuellen Fall Hinweise auf weiterbestehende Sorgen oder auf ungelöste Probleme, auf Schuldgefühle, die den Betroffenen weiter quälen und selbstverständlich auch auf positive Ereignisse, die den Menschen auch im Alter noch glücklich machen.

Ähnliche Befürchtungen betreffen die Kleidung, viele demente Menschen denken, sie hätten nicht genug anzuziehen. Teilweise fühlen sie sich deshalb auch bestohlen.

Die religiöse Erziehung, Höflichkeit, Fleiß, Ordnung und Disziplin, Rituale und moralische Werte spielen bei vielen Demenzerkrankten ebenfalls eine große Rolle. Einige Betroffene sitzen beispielsweise vor dem gefüllten Teller und rühren diesen nicht an, wenn zuvor kein Tischgebet gesprochen wurde.

Eine individuelle Betreuung von desorientierten Menschen ist nur dann möglich, wenn die innere Biografie verstanden und beachtet wird.

Übung: Biografie
Hilfsmittel: Papier, Stift
Dauer: 30 Minuten

Die Biografie von Patienten sollte immer im Team betrachtet werden, da jeder Mitarbeiter einen anderen Blick auf den Betroffenen hat und andere Informationen gewinnt. Ein regelmäßiger Austausch aller Beteiligten sollte deshalb stattfinden, bei wichtigen Informationen muss jedoch eine kurzfristige Informationsweitergabe erfolgen.

Biografie

Schreiben Sie Ihre eigene Biografie!

6.4.3 Lebenswert

Der Wert eines Lebens ist unmessbar und kann auch nicht in Worten beschrieben oder in Zahlen ausgedrückt werden.

Dennoch sollte man sich immer wieder bewusst machen, dass jede Person, der man im Berufsalltag begegnet, für irgendjemanden besonders wichtig, lebenswert oder liebenswert ist.

Übung: Lebenswert
Trainiert die Haltung
Hilfsmittel: keine
Dauer: 15 bis 30 Minuten

Lebenswert

Nehmen Sie eine Auszeit und überlegen Sie, welche Personen in Ihrem privaten und beruflichen Umfeld für Sie besonders lebenswert oder liebenswert sind. Können Sie dieses Gefühl der betreffenden Person auch mitteilen oder in anderer Art und Weise vermitteln?

Versuchen Sie, Ihren Patienten zu vermitteln, dass Sie den Wert ihres Lebens und ihre Lebensleistung zu schätzen wissen. Auch wenn der Patient selbst seine Lebensleistung als mangelhaft empfindet, bleibt zu berücksichtigen, dass es auch dafür Gründe in seiner Biografie gibt.

Buchtipp

Eine authentische, berührende Darstellung der Demenzerkrankung bietet das Buch »Der alte König in seinem Exil« von Arno Geiger, Carl Hanser Verlag.

Ü: Lernziele

- Versuchen Sie, auch unrealistische Ängste als bedrohlich zu akzeptieren
- Vermitteln Sie bei realistischen Ängsten und in ausweglosen Situationen ein Gefühl des Beistands
- Versuchen Sie, Ihre eigenen Ängste in Zusammenhang mit Ihrem Berufsleben zu akzeptieren
- Fragen Sie bei herausforderndem Verhalten immer nach dem Warum, indem Sie die Fragen zur inneren Biografie erforschen, gegebenenfalls auch mit Hilfe von Bezugspersonen
- Versuchen Sie, die Wahrnehmung der desorientierten Person nachzuvollziehen und im Kontakt mit dieser Person zu berücksichtigen

Unachtsamkeit

» Uffbasse. (Bülent Ceylan) «

In diesem Kapitel werden zunächst »Unachtsamkeitsfaktoren« identifiziert, also interne und externe Einflüsse, die zu Achtlosigkeit oder unbedachtem Verhalten beitragen.

Im Anschluss werden typische Situationen aus dem Gesundheitswesen beispielhaft dargestellt, um dadurch die Wahrnehmung zu fördern und die Achtsamkeit im Berufsalltag zu ermöglichen.

7.1 Faktoren der Unachtsamkeit

Der achtsame Umgang mit Patienten im Gesundheitswesen wird durch persönliche Faktoren sowie durch strukturelle Rahmenbedingungen beeinflusst. In diesem Abschnitt werden verschiedene »Unachtsamkeitsfaktoren« dargestellt, um den Einfluss dieser Aspekte deutlich zu machen.

7.1.1 Unachtsamkeitsfaktor: Zeit

Geschwindigkeit wird im Gesundheitswesen als Qualitätsfaktor betrachtet. DRG's und Verweildauern, Fachkraftquoten, Fallpauschalen und Wartezeiten sind auch aus Sicht der Kostenträger probate Mittel, um einen möglichst hohen »Patientendurchsatz« zu erreichen.

Folge der gesteigerten Geschwindigkeit ist die Unzufriedenheit der Akteure, ein stetig zunehmender Druck auf die Mitarbeiter und daraus resultierend, eine permanente Gefährdung, sich unachtsam zu verhalten.

Sobald der Mitarbeiter feststellt, dass er sich unachtsam verhalten hat, entsteht erneut eine Unzufriedenheit mit den Anforderungen an das eigene Berufsbild. Dieser Teufelskreis ist für den einzelnen Mitarbeiter kaum oder gar nicht zu durchbrechen.

Betrachtet man die Situation und Entwicklung im Gesundheitswesen realistisch, stellt man einerseits fest, dass die Anforderungen sich in den vergangenen Jahren kontinuierlich gesteigert haben und andererseits eine Kosteneinsparung durch die Leistungsverdichtung nicht möglich war.

Übung: Zeit
Trainiert die Achtsamkeit
Hilfsmittel: keine
Dauer: variabel

Jedem Mitarbeiter eines Gesundheitsberufs ist bewusst, dass eine zukünftige Entwicklung wahrscheinlich noch höhere Kosten erwarten lässt. Ein wirtschaftliches Arbeiten wird deshalb nicht abgelehnt. Andererseits stellen viele Mitarbeiter fest, dass sie ihre Arbeit nicht mehr so durchführen können, wie es ihrem eigenen Anspruch entspricht.

Zeit

Überlegen Sie, wo der Unachtsamkeitsfaktor Zeit in Ihrem persönlichen Arbeitsbereich zum Tragen kommt. Welche Folgen hat die fehlende Zeit? Können Sie diesen Faktor selbst beeinflussen? Gibt es Möglichkeiten, durch ein gezieltes Zeitmanagement (▶ Kap. 11) Zeitressourcen zu mobilisieren?

Revolution

Übung: Revolution
Trainiert die Achtsamkeit
Hilfsmittel: keine
Dauer: variabel

Können Sie sich eine Zeit-Revolution in Ihrem Arbeitsumfeld vorstellen. Was würde passieren, wenn Sie selbst entscheiden, wie Sie Ihre Zeit einsetzen?

Beispiele: Die Pflegefachkraft beschließt, dass ein Gespräch mit einem Patienten in diesem Moment wichtiger ist als die Durchführung der Körperpflege; der Arzt stellt fest, dass es für den Patienten wichtiger ist, seine Ängste »loszuwerden« und verschiebt die Operation; der Physiotherapeut bemerkt, dass das Ziel des Patienten nicht den Zielen des Therapeuten entspricht und diskutiert mit ihm darüber.

7.1.2 Unachtsamkeitsfaktor: Desinteresse

Ein individuell sehr verschiedener Aspekt der Unachtsamkeit ist das fehlende Interesse an der Person, mit der man in Kontakt tritt. Durch eine zunehmende Frustration reagieren Mitarbeiter gelegentlich ablehnend und oberflächlich. Im folgenden Abschnitt finden sich typische Aussagen von Mitarbeitern in Gesundheitsberufen.

- Sie sind hier nicht im Hotel.
- Fürs Denken werde ich nicht bezahlt.
- Gehen Sie doch woanders hin, wenn es Ihnen hier nicht passt.
- Sie sind hier nicht der Einzige.
- Was Sie hier bieten, ist unglaublich.

Hierbei handelt es sich um verbale Entgleisungen, die zwar relativ selten auftreten, die aber dann die Atmosphäre einer Gesundheitseinrichtung mitbestimmen können. Als Folge lässt sich schnell ein negativer, schnippischer Umgangston beobachten.

> **Interessanterweise wird ein gereizter, unangemessener Umgangston von anderen Mitarbeitern schneller übernommen als ein höflicher, verständnisvoller.**

Desinteresse tritt auch auf, wenn der Mitarbeiter mit seiner eigenen Situation so beschäftigt ist, dass ihm die Probleme des Patienten unwichtig und lächerlich erscheinen, beispielsweise dann, wenn im privaten Umfeld eine gravierende Erkrankung oder eine lebensverändernde Situation vorliegt.

Übung: Interesse
Trainiert die Achtsamkeit
Hilfsmittel: keine
Dauer: ein Arbeitstag

Dieses Desinteresse ist menschlich und zu verzeihen, wenn es sich um einen vorübergehenden Zustand handelt, den der Mitarbeiter wahrnimmt und versucht zu beenden.Unabhängig von der Ursache kann der Unachtsamkeitsfaktor Desinteresse durch achtsames Handeln vermieden werden.

Interesse

Versuchen Sie, einen ganzen Arbeitstag lang, die Interessen Ihrer Patienten in den Vordergrund zu stellen. Lassen Sie bewusst zu, dass Patienten für sich selbst entscheiden und ihr Mitspracherecht in Anspruch nehmen. Welche Auswirkungen hat das bewusste Interesse auf Ihr eigenes Gefühl? Wie reagieren die Patienten auf diese Veränderung?

7.1.3 Unachtsamkeitsfaktor: Überforderung

Unwissen und Unvermögen können dazu führen, dass Mitarbeiter sich unachtsam verhalten. Der Mitarbeiter im Gesundheitsberuf ist überfordert, weil Probleme oder Entscheidungen seine Kenntnisse oder seine Kompetenz übersteigen. Dem Patienten und seinen Angehörigen gegenüber versucht man nun, dieses Unvermögen zu verbergen.

»Forciertes Zuwarten« als Therapieoption ist eine Form von Unachtsamkeit, die dazu dient, die eigene Unsicherheit zu überspielen.

Stellen Sie sich vor, Ihre Autowerkstatt würde nach diesem Prinzip arbeiten!

Eine Steigerung dieser Unachtsamkeit ist der desinteressierte Umgang, um eigene Fehler zu vertuschen. Der Patient wird in diesen Fällen im Gespräch kurz und knapp »abgefertigt«, damit er weitere Nachfragen unterlässt. Von den Betroffenen wird dieses Verhalten als überheblich beschrieben. Manchmal wird ein derartiges Verhalten von Patienten auch als Merkmal des gesamten Berufsstands charakterisiert, beispielsweise in dem geläufigen Ausdruck »Halbgötter in Weiß«.

7.1.4 Unachtsamkeitsfaktor: Mangelnde Bereitschaft für Veränderung

In allen Berufssparten finden sich Mitarbeiter, die Veränderungen skeptisch und ablehnend gegenüberstehen. Man möchte die alten Gewohnheiten nicht aufgeben und sich nicht mit neuen Anforderungen auseinandersetzen.

Im gesamten Gesundheitswesen sind Veränderungen jedoch notwendig, um eine ausreichende Versorgung der Bevölkerung gewährleisten zu können, wobei dadurch auch der Einfluss der Politik auf die Qualität der Versorgung zunimmt.

Mitarbeiter fragen sich berechtigterweise, ob es legitim ist, Maßnahmen wider besseres Wissen und Gewissen durchzuführen oder zu unterlassen, um juristische oder gesundheitspolitische Forderungen zu erfüllen, die von Berufsfremden formuliert wurden.

Auch dadurch entsteht wieder ein Gefühl von Frustration und Unzulänglichkeit, das direkt an den Patienten weitergegeben wird. Veränderungen müssen im gesamten Team stattfinden. Übungen hierzu finden Sie in Kapitel 10.

»Wenden Sie sich an Ihre Krankenkasse.«, ist eine Aussage, die dem Patienten nur bedingt weiterhilft.

7.2 Achtlosigkeit

Im Berufsalltag ereignen sich immer wieder Situationen, die eine Achtlosigkeit gegenüber der Person des Patienten darstellt, beziehungsweise eine Missachtung seiner Rechte. In diesem Abschnitt werden Beispiele für solche Ereignisse beschrieben. Intention der Beschreibung ist lediglich die Schärfung der eigenen Aufmerksamkeit, um dazu beizutragen, solche Probleme zu verhindern.

Wünschenswert wäre ein »Aha«-Effekt, der dazu führt, dass die Situation im Hinterkopf gespeichert wird und bei nächster Gelegenheit wieder bewusst wird.

Eine Sortierung in verschiedene Bereiche des Gesundheitswesens oder in eine andere Systematik erfolgt bewusst nicht. Alle Situationen können so oder in ähnlicher Form fast überall auftreten und sollen deshalb gedanklich auf jeden anderen Bereich übertragbar bleiben.

Freiheitsentziehung

Herr Hartmann ist 82 Jahre alt und lebt mit Ehefrau und Tochter in einer Mietwohnung. Nach einem Krankenhausaufenthalt bedingt durch Exsikkose und einen akuten Verwirrtheitszustand wird Herr Hartmann nach Hause entlassen. Die Unterstützung durch einen ambulanten Pflegedienst wird von den Angehörigen in die Wege geleitet.

Der beratende Mitarbeiter des Pflegedienstes empfiehlt im Erstgespräch ein Pflegebett und ein Bettgitter zur Sturzprophylaxe. Die Angehörigen sind damit einverstanden, da Herr Hartmann schon vor dem stationären Aufenthalt zunehmend immobil wurde. Der Patient ist nur eingeschränkt gehfähig und kann ohne fremde Hilfe das Bett nicht verlassen.

Herr Hartmann kann seine Einwilligung zu dieser Maßnahme aufgrund kognitiver Einbußen nicht erteilen. Die Mitarbeiter gehen jedoch davon aus, dass eine weitere Legitimation des Bettgitters nicht erforderlich ist.

Krankentransport

Frau Enders ist 88 Jahre alt und wurde wegen einer internistischen Erkrankung stationär behandelt. Am Entlassungstag wird sie um 9 Uhr entlassen und wartet auf einer Trage auf den Weitertransport in die übernehmende Pflegeeinrichtung, weil ihr Bett schon neu belegt wurde. Es steht allerdings kein Krankentransport zur Verfügung. Frau Enders wird um 1 Uhr nachts mit einem Dekubitus von der Pflegekraft der Nachtschicht des Pflegeheims aufgenommen. Seit dem Frühstück bekam sie weder Essen noch Trinken noch Medikamente, da sie offiziell schon entlassen war.

Diagnose

Herr Opoku ist 23 Jahre alt und kommt gebürtig aus Ghana. Wegen anhaltendem, grünlichem Erbrechen wird er auf einer gastroenterologischen Station aufgenommen. Nachdem verschiedene Untersuchungen durchgeführt wurden und keine Ursache für das Erbrechen gefunden wurde, vermutet man, der Patient könne das Erbrechen absichtlich herbeiführen. Er wird in eine psychiatrische Klinik verlegt. Wegen der ungewöhnlichen Farbe wird der weiter betreuenden Station empfohlenen, darauf zu achten, ob der Patient Gras esse. Noch am Aufnahmetag wird bei einem Ultraschall festgestellt, dass Herr Opoku an einem Dünndarmtumor erkrankt ist.

Unterlassene Hilfeleistung

Frau Gärtner ist 78 Jahre alt und lebt mit ihrem Lebensgefährten in einer kleinen Wohnung. Seit mehreren Jahren ist sie an Diabetes erkrankt und wird deshalb von einem ambulanten Pflegedienst betreut. Als ihre Bezugspflegekraft Christina morgens zur Injektion kommt, geht es Frau Gärtner nicht gut. Sie klagt über Übelkeit, Kopfschmerzen, Schwindel und Gangstörungen, die Blutzuckerwerte sind allerdings unverändert stabil. Christina hält telefonisch Rücksprache mit dem

Hausarzt von Frau Gärtner. Er verordnet die Gabe von MCP-Tropfen und Paracetamol. Der Lebensgefährte holt das Rezept aus der Praxis und die Medikamente aus der Apotheke.

Dennoch geht es Frau Gärtner am nächsten Tag nicht besser, sie kann das Bett nicht verlassen und hält den Kopf schief, der rechte Arm hängt schlaff herab. Christina informiert noch einmal den Hausarzt, der am nächsten Tag einen Hausbesuch ankündigt. In der Nacht ruft der Lebensgefährte von Frau Gärtner den Notarzt, nachdem sich der Zustand noch weiter verschlechtert hat. Sie wird in ein Krankenhaus eingewiesen. In der Klinik wird ein apoplektischer Insult diagnostiziert. Frau Gärtner wird möglicherweise bleibende Schäden davontragen.

Daraufhin macht sich Christina große Vorwürfe, da sie nicht direkt beim ersten Anzeichen gehandelt hat. Sie fragt sich, ob durch eine frühere Reaktion auf die Symptome Schlimmeres hätte verhindert werden können.

Aufstehen

Herr Wettengel ist 91 Jahre alt und wird in einer stationären Pflegeeinrichtung betreut. Seit seiner Berentung genießt er es, morgens etwas länger zu schlafen. Am Wochenende ist Pflegekraft Alexandra im Dienst, die wegen eines Schulfestes ihrer Tochter pünktlich nach Hause gehen möchte. Da die Besetzung schlecht ist und viel zu tun ist, beschließt Alexandra, Herrn Wettengel an diesem Tag bereits um 6.45 Uhr zu wecken. Sie betritt das Zimmer und ruft fröhlich: »Guten Morgen, Herr Wettengel, aufstehen!« Der Patient schaut auf die Uhr und ist verärgert: »Es ist noch nicht einmal 7 Uhr, ich möchte noch ein bisschen schlafen.« Alexandra ignoriert den Einwurf des Patienten und antwortet: »Ja, ja, ich weiß. Ich habe aber noch andere Patienten, da kann ich nicht auf alle Sonderwünsche Rücksicht nehmen. Wenn Sie jetzt nicht aufstehen, kann Ihnen nachher keiner mehr helfen. Also, hopp, hopp, raus aus den Federn.«

Verweigerung

Herr Schulz ist 76 Jahre alt, lebt alleine in einer Eigentumswohnung und leidet vor allem unter einer fortschreitenden Demenz. Seit drei Jahren wird Herr Schulz überwiegend von Pflegekraft Astrid betreut, die mit Herrn Schulz sehr gut zurechtkommt. Herr Schulz freut sich auf die morgendlichen Besuche von Astrid und erwartet sie oft schon an der Tür.

In den Sommerferien hat Astrid mit ihrer Familie einen Urlaub gebucht, von dem sie Herrn Schulz schon zwei Wochen vor den Ferien ausführlich berichtet. Herr Schulz freut sich für Astrid und beteuert immer wieder, sie habe sich den Urlaub ja wirklich verdient.

Am ersten Urlaubstag von Astrid wird Herr Schulz von Pflegerin Angela besucht. Wie meistens wartet er schon an der Tür, ist allerdings überrascht, als er Angela sieht. Herr Schulz ist mit der Situation vollkommen überfordert, da er Angela nicht zuordnen kann. Er fragt sie nach ihrem Anliegen, worauf sie ihm antwortet, sie wolle ihm ein bisschen am Waschbecken helfen und das Frühstück richten. Herr Schulz antwortet freundlich aber bestimmt, dass dies absolut nicht notwendig sei, er käme sehr gute alleine zurecht und würde sich sein Frühstück immer selbst richten. Er fordert Angela auf, sich umgehend zu verabschieden.

Frühstück

In einer Pflegeeinrichtung wird das Frühstück auf Tabletts geliefert. Bevor die Praktikantin die Tabletts verteilt, werden diese von der Stationsleitung inspiziert. Bei allen Patienten, die unter kognitiven Einschränkungen leiden oder nicht kommunizieren können, werden Dinge entfernt: Brötchen, Eier, Marmeladedöschen, Käsescheiben, Butter etc. Die Stationsleitung stellt so das Frühstück für die Mitarbeiter zusammen.

Verwahrlosung

Frau Kuhn, 86 Jahre, war zeitlebens eine vornehme und gepflegte Dame, die sich in höheren Gesellschaftskreisen bewegte. Inzwischen lebt die verwitwete Dame in einer kleinen Eigentumswohnung. Außer einer Freundin im gleichen Alter hat sie keine weiteren Angehörigen. Frau Kuhn legt großen Wert auf ihr Erscheinungsbild, seidene Blusen, Lippenstift und Schuhe mit hohen Absätzen empfindet sie als selbstverständlich.

Aufgrund ihres hohen Alters und eines Tremors ist sie jedoch motorisch eingeschränkt, so dass das Bügeln, das Schminken und vor allem die Intimpflege bei bestehender Inkontinenz nicht mehr einwandfrei funktionieren. Auch bei der Haushaltsführung hat sie zunehmend Probleme, so dass sie eine Haushaltshilfe engagiert. Diese empfindet den Geruch in der Wohnung und das »ungepflegte« Äußere von Frau Kuhn als Zumutung und teilt ihr mit, sie könne in einem derart verwahrlosten Haushalt nicht arbeiten. Frau Kuhn kann diesen Vorwurf überhaupt nicht nachvollziehen, ihre Selbstwahrnehmung unterscheidet sich massiv von der Wahrnehmung der Haushaltshilfe. Frau Kuhn ist gekränkt und beendet das Arbeitsverhältnis.

Anordnung

Bei der hausärztlichen Visite ordnet der behandelnde Arzt versehentlich eine Bedarfsmedikation für die 93-jährige Patientin von 50 mg Diazepam an.

Verbrühung

Frau Matthes ist an einer fortgeschrittenen Demenz erkrankt. Da sie inkontinent und motorisch unruhig ist, wird sie immer auf den Toilettenstuhl gesetzt und vor das Waschbecken gefahren, damit sie nicht aufstehen kann. Einige Mitarbeiter haben beobachtet, dass Frau Matthes sich ruhig verhält, wenn sie mit den Händen im Wasser plantscht. Eine Anweisung lautet, die Patientin nicht unbeaufsichtigt zu lassen. Die Pflegehelferin Viola ignoriert diese Anweisung, »da Frau Matthes so schön im Wasser plantscht«. Während sie das Bad verlassen hat, dreht Frau Matthes den Heißwasserhahn auf, eine Rolle Toilettenpapier fällt in das Waschbecken und verschließt den Abfluss, so dass das inzwischen fast 60° C heiße Wasser schließlich überläuft. Frau Matthes erleidet Verbrühungen beider Oberschenkel und des linken Unterschenkels und Fußrückens. Bis Frau Matthes im Krankenhaus ankommt, vergehen fast drei Stunden. Die Patientin benötigt eine Hauttransplantation.

Hilfestellung

Eine Patientin im Krankenhaus ist nicht in der Lage eigenständig zu essen. Dieses Defizit wird von den Mitarbeitern nicht zur Kenntnis genommen, so dass über mehrere Tage bei jeder Mahlzeit das Tablett vor ihr abgestellt und anschließend völlig unangetastet wieder weggeräumt wird.

Attest

Die Mitarbeiter einer Pflegeeinrichtung besuchen eine Fortbildung zum Thema Ernährungsmanagement. Dabei werden auch juristische Hintergründe besprochen, beispielsweise die erforderliche Dokumentation. Am nächsten Tag werden alle Patienten identifiziert, die einen auffälligen BMI oder einen erheblichen Gewichtsverlust aufweisen. Von diesen Personen wird nun der Hausarzt beim nächsten Hausbesuch aufgefordert, ein ärztliches Attest auszustellen, mit dem Inhalt, dass bei dem betreffenden Patienten aus medizinischen Gründen keine weiteren Maßnahmen, wie beispielsweise Zusatznahrung oder Gewichtskontrollen indiziert seien. Der Text ist vorbereitet und wird den Hausärzten zur Unterschrift vorgelegt. Alle Hausärzte unterschreiben das Attest.

Intimsphäre

Herr Gerwig ist motorisch unruhig und wandert mehrere Stunden täglich auf dem Gang einer Rehaklinik umher. Maßnahmen der Körperpflege sind nur schwer durchführbar, weil Herr Gerwig dann ungeduldig wird und weiterlaufen möchte. Zu festen Uhrzeiten wird ein Rundgang durchgeführt, bei dem bei allen Patienten das Inkontinenzmaterial gewechselt wird. Einer der Rundgänge findet vor dem Mittagessen statt, damit danach alle Patienten gleich zu Bett gebracht werden können. Da Herr Gerwig durch den hohen Kalorienverbrauch beim Umhergehen immer sehr hungrig ist und er bereits das Essen riecht, lehnt er einen Wechsel des Inkontinenzmaterials ab, indem er die Anfrage von Pfleger Marius ignoriert und einfach weiter Richtung Speisesaal geht. Pfleger Marius ist nicht bereit, so einfach aufzugeben und stoppt Herrn Gerwig nach wenigen Schritten mit den Worten: »Herr Gerwig, ich muss da mal schnell ran.« Gleichzeitig öffnet er den Reißverschluss der Hose. Herr Gerwig bleibt nur kurz stehen, während Pfleger Marius schnell die Hose nach unten zieht. Dann schimpft er: »Lassen Sie mal, ich muss weiter.« Und geht eilig zur Tür des Speisesaals. Pfleger Marius läuft hinterher und öffnet währenddessen den Klebestreifen. Nun ist Herr Gerwig unbekleidet und betritt so den Speiseraum.

Ablehnung Rollstuhl

Nach einem Apoplex ist die 92-jährige Frau Pantelic halbseitig gelähmt. Durch den Krankenhausaufenthalt hat sie stark an Gewicht verloren und ist geschwächt. Zum Laufen fehlen ihr vielfach die Kräfte, so dass sie nur ein paar Schritte in Begleitung gehen kann. Der Hausarzt rezeptiert daraufhin einen Rollstuhl, der jedoch von der Krankenversicherung abgelehnt wird. Die Betreuerin der Patientin legt Widerspruch ein. Ihr wird mitgeteilt, ein Rollstuhl sei in diesem Fall lediglich eine pflegeerleichternde Maßnahme, der Antrag würde wieder abgelehnt, sie könne ihn aber beim Sozialgericht einklagen.

Verwechslung

In einer Pflegeeinrichtung ist ein Patient verstorben. Zwei Mitarbeiter bereiten den Toten für das Bestattungsinstitut vor. Mit im Zimmer liegt ein zweiter älterer Herr. Beide Patienten tragen eine Zahnprothese, die in einer Dose am Waschbecken steht. Die Mitarbeiter wissen nun nicht, welche Zahnprothese zu welchen Patienten gehört, der Mitpatient im Zimmer kann dazu keine Auskunft geben. Deshalb werden die beiden Zahnprothesen bei dem verstorbenen Patienten einfach ausprobiert.

Verhungern

Die Angehörigen der 97-jährigen Frau Abel sind der Meinung, dass die Kosten für die Pflege der Patientin deutlich zu hoch sind, und sind nicht länger bereit, die Versorgung aufrecht zu erhalten. Frau Abel wird wegen einer ausgeprägten Schluckstörung vollständig über eine PEG ernährt und mit Flüssigkeit versorgt. Die Angehörigen kündigen nun den Pflegevertrag in der Absicht, zuhause auf die Versorgung mit Sondennahrung und Wasser komplett zu verzichten. Dies teilen sie dem Pflegedienstleiter Herrn Ofenloch offen mit. Herr Ofenloch ist entsetzt und weiß nicht, wie er auf diese Aussage reagieren soll. Er wendet sich an den Hausarzt der Patientin und erläutert ihm die Absicht der Angehörigen. Auch der Hausarzt ist sich nicht sicher, welche Maßnahmen nun zum Tragen kommen könnten.

Verstorben

Die Auszubildende Ayse Yesil wird beauftragt, einen Patienten mit dem Bett zur Endoskopie zu schieben. Ayse ist noch ganz zu Beginn ihrer Ausbildung und sehr schüchtern. Deshalb spricht sie den Patienten gar nicht an, sondern bringt ihn wortlos in die Abteilung. Dort stellt die Mitarbeiterin fest, dass der Patient verstorben ist.

Verlegung
Herr Manolidis lebt seit seiner Geburt in Deutschland, nach dem seine Eltern in den 70er-Jahren aus Griechenland zugewandert waren. Er arbeitet bei einem großen Chemiehersteller als Ingenieur. Auf dem Rückweg von der Arbeit erleidet Herr Manolidis einen Unfall, wobei der Fahrer, der Herrn Manolidis überfährt, Unfallflucht begeht. Bewusstlos wird der in eine Klinik eingewiesen. Nachdem die intensivmedizinische Überwachung abgeschlossen ist und Herr Manolidis noch immer keine Reaktion auf Ansprache zeigt und ein Tracheostoma benötigt, wird er mit der Empfehlung zur baldigen Durchführung einer Rehabilitationsmaßnahme in die Kurzzeitpflege verlegt. Bis zu diesem Zeitpunkt ist in der Klinik nicht bekannt, dass Herr Manolidis Angehörige hat und dass diesen sein Aufenthaltsort nicht bekannt ist. Nachdem die Kurzzeitpflege abgelaufen ist, Herr Manolidis hat inzwischen einen gesetzlichen Betreuer, wird eine Dauerpflege veranlasst. Noch immer wurden Angehörige weder gefunden noch informiert. Eine Rehamaßnahme ist inzwischen kein Thema mehr. Nach vier Monaten in einer stationären Pflegeeinrichtung, stellt eine Mitarbeiterin fest, dass Herr Manolidis durch Augenzwinkern kommunizieren kann.

Vergessen
Von ihrem Kinderarzt wird Familie Fresi in die Ambulanz der Kinderklinik zur weiteren Diagnostik überwiesen. Zunächst melden sie sich an der Rezeption an und werden von dort in einem Wartesaal geschickt. Nach knapp zwei Stunden erfolgt die Weiterleitung in ein Untersuchungszimmer. Familie Fresi wartet geduldig auf die Ankunft des Arztes, als um 17 Uhr plötzlich alle Lichter ausgehen. Frau Fresi ist irritiert, verlässt das Untersuchungszimmer und wendet sich an die Rezeption. Dort wird ihr mitgeteilt, dass die Ambulanz ab 17 Uhr geschlossen sei, sie könne sich aber gerne wieder am nächsten Tag vorstellen.

Termin
Herr Becker möchte einen Termin bei seinem Zahnarzt vereinbaren. Die zahnmedizinische Fachangestellte, die den Anruf entgegennimmt, ist zunächst freundlich und fragte ihn nach seinem Anliegen. Herr Becker erklärt den Grund seines Anrufs. Daraufhin wird ihm mitgeteilt, dass er ja zum letzten Termin gar nicht erschienen sei und deshalb nun selbst schuld sei, wenn er Schmerzen habe. Herr Becker antwortet, dass er diesen Termin abgesagt habe, weil sein Vater verstorben sein und er deshalb nicht kommen konnte. »Na gut, dann schauen wir mal, was wir Ihnen da noch anbieten können.«, antwortet die Mitarbeiterin.

Ekel
Herr Fischer hat eine operative Anus praeter Anlage bekommen. In der ersten Zeit kommt es immer wieder zu Problemen, da die Platte sich löst und der Beutel nicht mehr dicht verschließt. Als die Physiotherapeutin Frau Gackstatter sein Zimmer betritt, kann Herr Fischer schon an ihrem Gesichtsausdruck erkennen, dass sie den Geruch unerträg-

lich findet. Er bemerkt, dass sie ihm gegenüber eine größere Distanz einhält und entschuldigt sich höflich. Sie antwortet ihm spontan: »Naja, Sie können ja nichts dafür, aber es stinkt wirklich bestialisch.«

Die Liste dieser Beispiele von Unachtsamkeiten kann sicherlich von jedem Mitarbeiter im Gesundheitswesen spontan ergänzt werden. Allen oben genannten Beispielen gemein ist das Fehlen oder der Mangel von Respekt gegenüber Patienten. Übungen zur Verbesserung der Wahrnehmung und der Kommunikation wurden bereits in Kapitel 2 und 3 erläutert.

Übung: Theater
Trainiert die Achtsamkeit
Hilfsmittel: Kostüme, Requisite
Dauer: Tage

An dieser Stelle wird deshalb lediglich eine Übung beschrieben, die Unachtsamkeiten in einer Form deutlich macht, die für alle Mitarbeiter auf positive Art entsprechende Situationen bewusst macht. Ziel der Übung ist es, Achtsamkeit zu ermöglichen, ohne Schuldzuweisungen vorzunehmen.

Theater

Gründen Sie Ihr eigenes Theater. Sie können dazu einen Workshop in Ihrer Einrichtung anbieten, bei dem Mitarbeiter als Schauspieler, Regisseure, Bühnenbildner, Maskenbildner, Requisite, Moderatoren und Zuschauer auf humorvolle Art Situationen aus ihrem Alltag darstellen. Sie benötigen dazu nichts weiter als Mut und Kreativität.

Überlegen Sie, ob Sie eine Komödie, ein Musical oder ein Märchenspiel aufführen möchten, vergeben Sie gemeinsam die Rollen und schreiben Sie Ihr eigenes Drehbuch. In kleineren Institutionen des Gesundheitswesens können alle Mitarbeiter am Unternehmenstheater beteiligt werden. Das Unternehmenstheater kann dann als ein Teamentwicklungsprozess genutzt werden.

Übung: Besuch
Trainiert die Achtsamkeit
Hilfsmittel: keine, ggf. Papier, Stift
Dauer: ein bis zwei Stunden

Eine andere Übung, um Unachtsamkeit im Berufsalltag bewusst zu machen, die sie auch alleine ausführen können, ist der Besuch.

Besuch

Machen Sie einen Besuch in einer anderen Einrichtung des Gesundheitswesens. Vergleichen Sie Ihre Beobachtungen nun mit Ihrer eigenen Einrichtung. Das Ergebnis können Sie in ◘ Tab. 7.1 zusammenfassen. Berichten Sie Ihren Kollegen von den Eindrücken Ihres Besuchs und tauschen Sie Erfahrungen aus.

Beantworten Sie nach Ihrem Besuch folgende Fragen:

- Wie war Ihr erster Eindruck beim Betreten der Einrichtung?
- Was ist Ihnen im Verlauf des Besuchs aufgefallen?
- Wie wird in dieser Einrichtung kommuniziert?
- Wie war der optische Eindruck der Mitarbeiter?

Tab. 7.1 Vergleich

	Meine Einrichtung	Besuchte Einrichtung
Erster Eindruck		
Auffälligkeiten		
Kommunikation		
Optischer Eindruck der Mitarbeiter		
Verhalten der Mitarbeiter		
Atmosphäre		
Geruch		
Patient sein?		
Mitarbeiter sein?		
Hospitation?	______________	
Sonstiges		
[Vergleich der eigenen Institution mit anderen]		

- Gab es bestimmte Verhaltensweisen dieser Mitarbeiter?
- Wie war die Atmosphäre in dieser Einrichtung?
- Wie war der Geruch in dieser Einrichtung?
- Würden Sie sich als Patient in dieser Einrichtung betreuen lassen?
- Würden Sie gerne in dieser Einrichtung arbeiten?
- Könnten Sie sich vorstellen, in dieser Einrichtung eine Hospitation zu machen?

Sie können diese Vergleiche beliebig oft durchführen und dadurch Punkte identifizieren, die an Ihrem Arbeitsplatz verbessert werden können. Beobachten Sie auch, was bei Ihnen besser ist, darauf können Sie mit Recht auch stolz sein.

7.2.1 Respekt

Die wichtigste Voraussetzung für einen wertschätzenden Kontakt zu Patienten und Angehörigen ist es, Respekt für die Person und ihre Individualität zu zeigen und sie so zu akzeptieren, wie sie ist.

Dies ist nicht immer einfach, da sich Patienten und Angehörige aufgrund von Erfahrungen und Charaktereigenschaften gewisse Verhaltensweisen angeeignet haben, die sie als hilfreich im Umgang mit der Institution Gesundheitswesen betrachten. Wenn im Vorfeld negative Erlebnisse stattfanden, sind Mitarbeiter schnell einer gewissen Skepsis ausgesetzt.

Die Mitarbeiter müssen dann ein zuvor verlorenes Vertrauen erst wieder zurückgewinnen und gelegentlich ist dann sogar von Seiten der Patienten und der Angehörigen ein respektloses Verhalten erkennbar.

Beide Seiten müssen also zunächst Verständnis für das Gegenüber aufbringen, um Verhalten zu verstehen und die Person zu akzeptieren und ihr respektvoll zu begegnen.

Patienten und Angehörige entwickeln Verständnis vor allem durch Beobachtung. Nicht selten äußern sie sogar ihr Bedauern mit der belastenden Arbeitssituation im Gesundheitsberuf. Aussagen, wie: »Wie Sie das schaffen?«, oder: »Sie haben immer so viel zu tun!«, sind keine Seltenheit und zeigen, dass die Arbeit wahrgenommen und gewürdigt wird.

Umgekehrt ist es ebenfalls durch Beobachtung möglich, Verständnis zu entwickeln, wobei die individuellen Probleme des Einzelnen für den Mitarbeiter im Gesundheitsberuf keine Besonderheit darstellen. Viele andere Patienten weisen ähnliche Symptome auf, verschieden sind nur die jeweiligen Bewältigungsstrategien.

Übung: Gesundheitswesen-Parcours
Trainiert die Achtsamkeit
Hilfsmittel: Medizinbedarf
Dauer: variabel

Die Bedeutung der Einschränkungen kann man nur ermessen, wenn man zusätzlich zur Beobachtung die Möglichkeit hat, ein Gefühl dafür zu entwickeln. Dazu dienen die folgenden Übungen.

Selbsttest

Gesundheitswesen-Parcours: Viele Maßnahmen und Einschränkungen, mit denen Patienten im Gesundheitswesen konfrontiert werden, lassen sich ohne größeren Aufwand nachempfinden. Dabei darf natürlich nicht die Gesundheit des Mitarbeiters gefährdet werden.

Übung: Age-Explorer®
Trainiert die Haltung
Hilfsmittel: Anzug
Dauer: variabel

An dieser Stelle werden einige Beispiele für Maßnahmen genannt, die man ohne gesundheitliche Gefährdung selbst einmal ausprobieren kann:
- Blutentnahme
- Subkutane Injektion
- Tragen von Inkontinenzmaterial
- Magensonde
- Fixierung
- Fortbewegung mit Hilfsmitteln, z. B. Rollstuhl

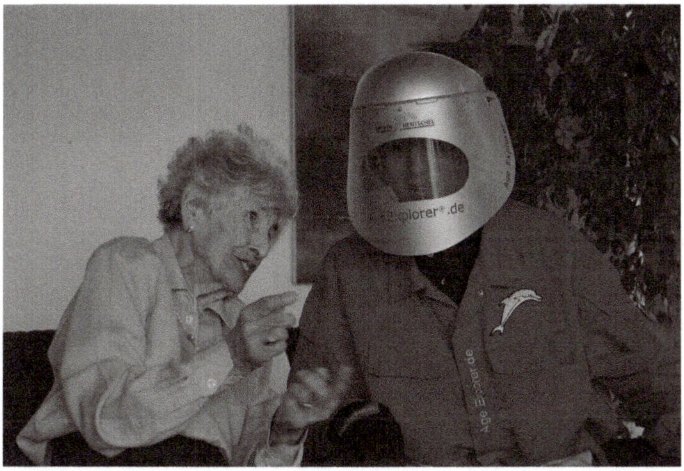

■ **Abb. 7.1 Age-Explorer®.** (Mit freundlicher Genehmigung des Meyer-Hentschel Instituts Saarbrücken)

Simulator

Der Age-Explorer® ist ein »Alterssimulator«, ein »Altersanzug«, bei dem durch verschiedene Einzelfunktionen das Sehvermögen, das Hörvermögen und die Motorik an die Gegebenheiten im Alter angepasst werden. Der Träger des Anzugs kann dann in eindrucksvoller Weise die Lebenswelt eines alten Menschen kennenlernen.

Dazu bewegt er sich mit dem Age Explorer® (■ Abb. 7.1) in verschiedenen Situation, beispielsweise beim Busfahren, beim Einkaufen.

Ü: Lernziele

- Welche Situation aus Ihrem Berufsalltag haben Sie als besonders unachtsam in Erinnerung?
- Welche(r) Unachtsamkeitsfaktor(en) waren die Ursache dieser Situation?
- Planen Sie für Ihren Arbeitsbereich einen Gesundheitswesen-Parcours: Welche Maßnahmen könnten Sie ausprobieren?

Achtung Angehörige

» Das Wichtigste in einem Gespräch ist, zu hören, was nicht gesagt wurde. (Peter F. Drucker) «

Angehörige werden im Gesundheitswesen häufig als zusätzliche Belastung empfunden, auch wenn sie sogar unterstützend oder helfend tätig sind. Die Anwesenheit von Angehörigen ist störend, sie stellen Fragen, kritisieren, kommentieren und möchten alles ganz genau wissen.

Häufig haben Mitarbeiter in Gesundheitsberufen den Eindruck, die Angehörigen machen mehr Arbeit als der Patient selbst. In Einzelfällen werden sogar drastische Maßnahmen ergriffen, beispielsweise ein Hausverbot, Besuchsverbot oder Kontaktverbot.

Der positive Aspekt der Anwesenheit von Angehörigen wird leicht übersehen: Angehörige leisten sowohl im häuslichen als auch im stationären Bereich eine unermessliche Arbeit für den Patienten. Sie sind meist eine zuverlässige Quelle von Informationen und kennen die individuellen Bedürfnisse und Vorlieben des Patienten wie kein anderer und letztlich sind Angehörige auch die Anwälte, Fürsprecher und Begleiter der Betroffenen

8.1 Angehörige als Beobachter

Der Kontakt zu Angehörigen wird von vielen Mitarbeitern in Gesundheitsberufen als anstrengend und als zusätzliche Last wahrgenommen: Angehörige benötigen Zeit für Gespräche, Aufklärung und Fragen. Angehörige möchten in diesen Gesprächen oft auch ihren eigenen Kummer und Druck loswerden und ihre Probleme im Alltag aufzeigen.

Gelegentlich erwarten Angehörige auch, dass der Mitarbeiter, mit dem sie sprechen, diese Probleme direkt löst.

Als zusätzliche Belastung wird auch empfunden, dass Angehörige, wie eine übergeordnete Instanz, alles beobachten, was mit dem Pflegebedürftigen gemacht wird. Sie kontrollieren, hinterfragen, überprüfen Dokumente und sind während ihrer Anwesenheit immer in einer Zuschauerposition.

Frau Hamann besucht ihren Ehemann tagtäglich in einer stationären Pflegeeinrichtung. Wenn sie das Zimmer betritt, unternimmt sie zuallererst einen Inspektionsgang: Sie kontrolliert die Position ihres Mannes im Bett, die Bettwäsche, das Bewegungsprotokoll, das Einfuhrprotokoll und die Geschwindigkeit der Ernährungspumpe. Schließlich schaut sie noch im Bad nach der Schmutzwäsche und geht dann zum Dienstzimmer, um den Mitarbeitern das Ergebnis ihrer Begutachtung mitzuteilen.

Übung: Ich als Angehöriger
Trainiert die Haltung
Hilfsmittel: keine
Dauer: variabel

Durch die Besorgnis und das aufmerksame Beobachten der Situation sind die Mitarbeiter gehemmt und reagieren schnell gereizt im Gespräch mit Angehörigen. Da sie ihre Arbeit nach bestem Wissen und Gewissen ausüben, werden Skepsis und Beobachtung als Angriff auf ihre Arbeit wahrgenommen, auch wenn der Angehörige nur aus Verantwortungsbewusstsein handelt.

Ich als Angehöriger

Wie verhalten Sie sich, wenn ein Familienmitglied oder eine andere Ihnen nahestehende Person medizinisch-pflegerische Hilfe benötigt? Beobachten Sie Ihre Kollegen? Fragen Sie nach? Sind Sie skeptisch? Übertragen Sie Ihre eigenen Erfahrungen auf die Situation?

Wenn Angehörige als besonders unangenehm und lästig wahrgenommen werden, beginnen umgekehrt die Mitarbeiter das Verhalten der Angehörigen zu beobachten. Schnell kann es passieren, dass die ganze Familie unter Generalverdacht gestellt wird: »Die wollen doch nur das Geld, sonst interessieren sie sich gar nicht für den Patienten.«

Das gegenseitige Beobachten und Verdächtigen trägt nicht dazu bei, dass zwischen den Mitarbeitern, dem Patienten und seinen Bezugspersonen eine kooperative Beziehung entsteht. Der Patient übernimmt dann manchmal und nicht unbedingt freiwillig eine Vermittlerrolle.

8.2 Angehörige als Laienpflege

Im häuslichen Bereich, in der stationären Betreuung und in ambulanten Gesundheitseinrichtungen leisten Angehörige eine enorme Arbeit (▪ Abb. 8.1).

Laienpflege:

- Sie übernehmen die komplette Haushaltsführung
- Sie übernehmen Begleitungen
- Sie übernehmen die Körperpflege
- Sie verabreichen Medikamente
- Sie übernehmen Teile der Behandlungspflege
- Sie organisieren den Weg des Patienten durch die Einrichtungen und vereinbaren Termine
- Sie geben Informationen und Briefe weiter
- Sie planen
- Sie übernehmen gesetzliche Betreuungen, fungieren als Bevollmächtigte und sind über Patientenverfügungen informiert
- Sie kennen den Patienten und seine individuellen Wünsche
- Zum großen Teil treffen sie Entscheidungen im Sinne des Betroffenen

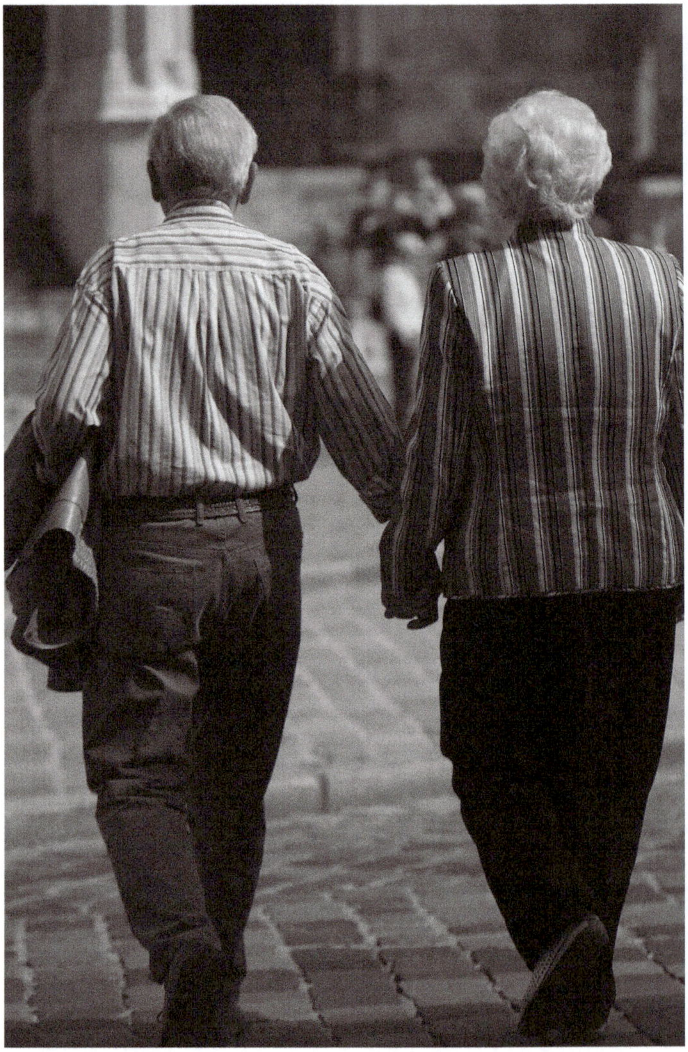

Abb. 8.1 Angehörige als Begleiter. (Copyright: Günter Havlena/pixelio.de)

Angehörige müssen also großen Druck aushalten und sind oft auch bereit, die eigenen Bedürfnisse hinter die Bedürfnisse des Patienten zu stellen.

> **Angehörige sind Hauswirtschafter, Physiotherapeuten, Ergotherapeuten, Logopäden, Pflegeperson, Psychologe und Arzt in einer Person. Außerdem sind sie Tochter oder Sohn, Ehepartner- und Elternersatz sowie permanenter Ansprechpartner. Vielfach sind Angehörige zusätzlich noch ehrenamtlich tätig.**

Viele Angehörige sind selbst gesundheitlich beeinträchtigt und vernachlässigen ihre körperlichen und psychischen Bedürfnisse. Angehörige haben kaum die Möglichkeit, ihre Sorgen und Gedanken mitzuteilen, weil sie durch die Betreuung des Patienten von sozialer Isolierung bedroht sind.

Einige Angehörige schämen sich sogar für das Verhalten ihres Patienten. Vor allem bei Patienten, die an Demenz erkrankt sind, kann es vorkommen, dass Angehörige den Kontakt zu ihrem sozialen Umfeld meiden oder abbrechen.Um diese Aufgaben vollständig erfüllen zu können, entwickeln Angehörige eigene Bewältigungsstrategien.

Auch Angehörige, die einen Kurs für pflegende Angehörige besucht haben, nutzen selbst entwickelte Techniken, um in ihrer Umgebung die Pflege und Betreuung leisten zu können. Diese Techniken können von den erlernten Methoden deutlich abweichen.

Eine wichtige Aufgabe aller Mitarbeiter in Gesundheitsberufen ist deshalb die fachliche Beratung von Angehörigen. Dabei ist zu beobachten, dass Angehörige trotz Beratung ihre eigene Methode bevorzugen.

Problematisch für die Mitarbeiter ist es dann, zu entscheiden, inwieweit diese Techniken toleriert werden können, ohne dass der Patient dadurch zu Schaden kommt.

Frau Hübner ist 92 Jahre alt und wird von ihrer Schwiegertochter zuhause gepflegt. Abends wird sie gegen 19 Uhr zu Bett gebracht, mit mehreren Lagen Inkontinenzmaterial versorgt und erst am nächsten Morgen um 8.30 Uhr aus dem Bett mobilisiert. Die Mitarbeiterin des ambulanten Pflegedienstes, die bei Frau Hübner am Morgen die Grundpflege durchführt, hat die Schwiegertochter schon mehrfach darauf hingewiesen, dass Frau Hübner wegen eines erhöhten Dekubitusrisikos nicht über einen so langen Zeitraum in der gleichen Position im Bett liegen sollte und dass es auch notwendig wäre, das Inkontinenzmaterial in der Nacht zu wechseln. Die Schwiegertochter kann dies jedoch nicht leisten.

Im Rahmen der demografischen Entwicklung wird die Versorgung durch Angehörige auch aus gesundheitspolitischer Sicht immer wichtiger. In zahlreichen Untersuchungen und Befragungen von pflegenden Angehörigen wurde festgestellt, dass Angehörige sich über mögliche Unterstützungsangebote nicht ausreichend informiert fühlen.

Übung: Beratung
Trainiert die Achtsamkeit
Hilfsmittel: Broschüren
Dauer: ca. 30 Minuten

Beratung

Versuchen Sie durch die Verbesserung Ihres Beratungsangebots die Achtsamkeit gegenüber Patienten und ihren Angehörigen zu fördern. Wie häufig finden Beratungen statt? Welche Möglichkeiten nutzen Sie, um Angehörige zu beraten und dadurch zu entlasten? Welche Materialien stehen zur Verfügung? Welche Medien können Sie einsetzen?

Darüber hinaus sollte geklärt werden, ob es in Ihrer Region Organisationen, Selbsthilfegruppen und Pflegestützpunkte gibt, mit denen Sie kooperieren können?

8.3 Angehörige als Partner

Als Vermittler zwischen dem Patienten und externen Leistungsanbietern sind Angehörige und Bezugspersonen ein wichtiger Partner.

> **Angehörige sind Experten für ihren Patienten.**

Die Weitergabe des Expertenwissens ist ein unermesslicher Wissensschatz für die Fremdanamnese. Angehörige betrachten die Situation aus einem anderen Blickwinkel. Durch die Herausforderung, die sie im Alltag zu bewältigen haben, und durch den oft unfreiwilligen Rollenwechsel in der Beziehung zum Patienten bewerten sie Symptome anders als professionelle Mitarbeiter in Gesundheitsberufen.

Dadurch können besondere Situationen in der Dreiecksbeziehung zwischen Patient, Mitarbeiter und Bezugsperson entstehen:

8.3.1 »Besserwisser«

Wenn der Angehörige das Wissen anders verarbeitet, als es ihm übermittelt wird, wenn er sich zusätzliche Informationen einholt, etwa aus dem Bekanntenkreis, aus Zeitschriften oder aus dem Internet und diese mit den professionellen Informationen vergleicht, kann daraus resultieren, dass er die Aussagen der Mitarbeiter direkt oder indirekt anzweifelt.

> **Angehörige gelten dann als »Besserwisser«, als beratungsresistent und eigensinnig. Dadurch wird die Partnerschaft der Kooperation belastet.**

Nicht immer werden Zweifel von den Angehörigen offen kommuniziert, manchmal führen diese einfach heimlich Maßnahmen durch.

Frau Hamann hat Probleme zu akzeptieren, dass ihr Ehemann wegen einer Schluckstörung keine orale Nahrungszufuhr haben darf. Immer wieder erkundigt sie sich bei den Pflegefachkräften, beim Hausarzt, bei der Logopädin und beim Neurologen, wann ihr Mann wieder normal essen dürfe. Da sie die Nahrungskarenz als schwere Einbuße der Lebensqualität ansieht, die sie ihrem Mann nicht zumuten möchte, bringt sie heimlich Lebensmittel mit und verabreicht diese. Einige Male wird sie dabei von den Mitarbeitern beobachtet und auf die Gefährdung hingewiesen. Eines Tages verschluckt sich Herr Hamann an einem Stück Frikadelle so stark, dass er zyanotisch wird und zu ersticken droht. Frau Hamann hat ein schlechtes Gewissen und macht den Mitarbeitern Vorwürfe, sie würden mit ihrem Mann nicht ausreichend trainieren.

8.3.2 Unwissende Angehörige

Von Angehörigen wird erwartet, dass sie umfassend über den Patienten informiert sind. Wenn der Kontakt jedoch schon vor der Erkrankung nur selten oder gar nicht gepflegt wurde, kennen die Beteiligten den Patienten nicht so gut, wie von ihnen erwartet wird.

Angehörige befinden sich dann in einer Position, in der sie das Gefühl haben, ihr Unwissen rechtfertigen und erklären zu müssen. Alternativ können sie die fehlenden Kenntnisse verschleiern, indem sie Vermutungen weitergeben.

Die tatsächlichen Wünsche des Patienten sind in derartigen Fällen nicht genau zu eruieren und es können Zweifel entstehen, ob die Angehörigen tatsächlich die Patienteninteressen darstellen oder ihre Interessen in den Vordergrund stellen. Besonders häufig entsteht diese Konstellation, wenn mehrere Personen ihre Sichtweise als die richtige bezeichnen.

Herr Hamann hat insgesamt vier Kinder. Eine Tochter und zwei Söhne wohnen weiter weg und besuchen den Vater mehrmals im Jahr, ein Sohn wohnt vor Ort und kümmert sich um finanzielle Angelegenheiten. Dieser Sohn gibt an, die Wünsche des Vaters am besten zu kennen, da er immer einen intensiven Kontakt gepflegt habe. Von Frau Hamann wird diese Aussage nicht bestätigt. Das Verhältnis sei schon immer belastet gewesen und sie verdächtigt den Sohn sogar, Geld von Herrn Hamanns Konto abzuzweigen, da er sich beim Hauskauf ziemlich übernommen habe. Beide wünschen jedoch die Beendigung der Verabreichung von Sondenkost. Frau Hamann fände die normale orale Ernährung besser, der Sohn bezeichnet die Sondenernährung als Quälerei. Die drei anderen Kinder wünschen eine Fortführung der Maßnahme. In diesem Fall gestaltet sich die Meinungsfindung als schwierig und könnte durch eine ethische Fallbesprechung (▶ Kap. 5) geklärt werden.

8.3.3 Übernahme von Maßnahmen durch Angehörige

Wenn Angehörige Maßnahmen übernehmen möchten, kann dies zu Konflikten führen. Zum einen besteht die Möglichkeit, dass die Maßnahme nicht fachgerecht oder nicht regelmäßig durchgeführt wird, beispielsweise bei Injektionen, Blutdruckmessungen oder Medikamentengaben. Zum anderen besteht die Möglichkeit, dass Angehörige sich genötigt und ausgenutzt fühlen.

Frau Hamann führt bei ihren täglichen Besuchen immer eine Körperpflege und krankengymnastische Übungen bei Herrn Hamann durch. Sie erklärt den Mitarbeitern täglich, wie froh sie ist, noch etwas für ihren Mann tun zu können. In regelmäßigen Abständen beklagt sie jedoch, dass sie diese Maßnahmen zur Entlastung der Mitarbeiter durchführen müsse, obwohl sie ja eigentlich jeden Monat einen stolzen Betrag für die Pflege bezahlen würde.

8.4 Angehörige als Hinterbliebene

Wenn ein Patient verstirbt, besteht der Kontakt zu den Angehörigen noch weiter. Sie müssen organisatorische Dinge übernehmen, die Bestattung vorbereiten und gleichzeitig den Verlust verarbeiten.

In dieser Situation ist die Achtung den Angehörigen gegenüber besonders schwierig und wichtig. Tröstlich für die Hinterbliebenen ist es, wenn ihnen auch die Wertschätzung des Verstorbenen durch die Mitarbeiter vermittelt wird. Ermöglichen Sie Kontakte zu Hospizhelfern, Seelsorgern und Trauerbegleitern, wenn diese gewünscht werden.

Trauer

Je nach Institution im Gesundheitswesen können für Angehörige beziehungsweise Hinterbliebene regelmäßige Treffen angeboten werden. Angehörigenabende, Trauercafés oder Gedenkgottesdienste ermöglichen, dass eine Bindung bestehen bleibt.

Besonders schmerzlich ist es für Angehörige, wenn sie die Wünsche des Verstorbenen nicht genau kennen. Sie zweifeln dann an ihren Entscheidungen, beispielsweise bezüglich der Bestattung und suchen eventuell Rat bei den Mitarbeitern. In dieser Situation ist es hilfreich und tröstlich, den Angehörigen zu beschreiben, wie man den Verstorbenen selbst kennengelernt hat und was er aus Sicht der Mitarbeiter für ein Mensch war.

Schwierig für Hinterbliebene ist auch die Tatsache, dass bei ungeklärter Todesursache gegebenenfalls eine Obduktion vorgenommen werden muss und sie den Verstorbenen nicht »unversehrt« bestatten dürfen. Diese Missachtung seiner körperlichen Integrität ist für die Hinterbliebenen schwer zu verkraften.

Trost und Anerkennung sind sowohl für Angehörige als auch für Hinterbliebene essenzielle Faktoren zur Bewältigung.

Ü: Lernziele

- Angehörige müssen verschiedenste Rollen in der Betreuung übernehmen. Bedenken Sie, dass sie dafür auch ein positives Feedback benötigen.
- Versuchen Sie die Beziehung zwischen Patient und Angehörigen bzw. Hinterbliebenen wertfrei zu betrachten.
- Stehen Sie in regelmäßigem Gesprächskontakt zu Angehörigen, die sich nicht beschweren oder Kontakte einfordern?
- Gibt es in Ihrer Einrichtung die Möglichkeit, das Gedenken an Verstorbene zu pflegen oder den Abschied zu begleiten?

Achtsamkeit im gesellschaftlichen Kontext

» Mehr Liebe und weniger Valium sollten im Gesundheitswesen der Republik herrschen. (Ellis E. Huber) «

Die Arbeit im Gesundheitswesen ist immer in einen gesellschaftlichen und politischen Kontext eingebunden. Dabei steht immer die Frage im Vordergrund, welche medizinische und pflegerisch-therapeutische Versorgung eine Gesellschaft sich leisten möchte.

Welches Ansehen besitzen Patienten, Pflegebedürftige und Menschen mit einem Handicap und welche finanziellen Ressourcen kann und möchte die Gesellschaft für die Betreuung dieser Personen bereitstellen? Die Antwort auf diese Frage verändert sich dann, wenn der Einzelne selbst oder Personen in seinem familiären Umfeld von Einschränkungen betroffen sind.

Zu bedenken ist auch die Fragestellung nach dem Ansehen der Berufsgruppen, die im Gesundheitswesen tätig sind, und nach der Einbindung von medizinisch-pflegerischen Institutionen in ein regionales oder überregionales gesellschaftliches Umfeld.

Im letzten Abschnitt werden die Besonderheiten der Berufspolitik im Gesundheitswesen betrachtet.

Gesundheitsberufe sind in der öffentlichen Meinung mit einem hohen Ansehen verbunden. Patienten und Angehörige halten diese Berufsgruppen für vertrauenswürdig, so wählten in der Befragung der angesehensten Berufe 71 % der Bevölkerung die Ärzte auf den ersten Platz und 56 % der Bevölkerung die Gesundheits- und Krankenpflegenden auf Platz 2.

Medizin, Therapie, Betreuung und Pflege werden im Hinblick auf den demografischen Wandel in der Gesellschaft als besonders wichtig betrachtet. Dabei sollen jedoch ethische Werte geachtet werden, die der einzelne für sich selbst festschreibt. Werte werden zusätzlich von der Gesellschaft, von der öffentlichen Meinung, von der Politik und von berufspolitischen Organisationen festgelegt.

Bereits vor über 3.700 Jahren formulierte der babylonische König Hammurabi (1792–1750 v. Chr.) die ersten Gesetze, die sich auch mit Qualität im Gesundheitswesen befassen. So findet man im Codex Hammurabi etwa folgenden Paragrafen:

» Wenn ein Arzt jemandem eine schwere Wunde mit dem Operationsmesser macht und ihn tötet oder jemandem eine Höhlung mit dem Operationsmesser öffnet und ihm das Auge zerstört, so soll man ihm die Hände abhauen. «

Später wurde dem griechischen Arzt Hippokrates von Kós (um 460–370 v. Chr.) der hippokratische Eid zugeschrieben.

Hippokratischer Eid

Ich schwöre bei Appollon, dem Arzt, und Asklepios und Hygieia und Panakeia und allen Göttern und Göttinnen, indem ich sie zu Zeugen rufe, daß ich nach meinem Vermögen und Urteil diesen Eid und diese Vereinbarung erfüllen werde:

Den, der mich diese Kunst gelehrt hat, gleichzuachten meinen Eltern und ihm an dem Lebensunterhalt Gemeinschaft zu geben und ihn Anteil nehmen zu lassen an dem Lebensnotwendigen, wenn er dessen bedarf, und das Geschlecht, das von ihm stammt, meinen männlichen Geschwistern gleichzustellen und sie diese Kunst zu lehren, wenn es ihr Wunsch ist, sie zu erlernen ohne Entgelt und Vereinbarung und an Rat und Vortrag und jeder sonstigen Belehrung teilnehmen zu lassen meine und meines Lehrers Söhne sowie diejenigen Schüler, die durch Vereinbarung gebunden und vereidigt sind nach ärztlichem Brauch, jedoch keinen anderen.

Die Verordnungen werde ich treffen zum Nutzen der Kranken nach meinem Vermögen und Urteil, mich davon fernhalten, Verordnungen zu treffen zu verderblichem Schaden und Unrecht. Ich werde niemandem, auch auf eine Bitte nicht, ein tödlich wirkendes Gift geben und auch keinen Rat dazu erteilen; gleicherweise werde ich keiner Frau ein fruchtabtreibendes Zäpfchen geben: Heilig und fromm werde ich mein Leben bewahren und meine Kunst.

Ich werde niemals Kranke schneiden, die an Blasenstein leiden, sondern dies den Männern überlassen, die dies Gewerbe versehen.

In welches Haus immer ich eintrete, eintreten werde ich zum Nutzen des Kranken, frei von jedem willkürlichen Unrecht und jeder Schädigung und den Werken der Lust an den Leibern von Frauen und Männern, Freien und Sklaven.

Was immer ich sehe und höre, bei der Behandlung oder außerhalb der Behandlung, im Leben der Menschen, so werde ich von dem, was niemals nach draußen ausgeplaudert werden soll, schweigen, indem ich alles Derartige als solches betrachte, das nicht ausgesprochen werden darf.

Wenn ich nun diesen Eid erfülle und nicht breche, so möge mir im Leben und in der Kunst Erfolg beschieden sein, dazu Ruhm unter allen Menschen für alle Zeit; wenn ich ihn übertrete und meineidig werde, dessen Gegenteil.

9.1 Hippokratischer Eid

Das ärztliche Berufsverständnis basiert auf dem Eid des Hippokrates. Die Urheberschaft des Eides ist jedoch unklar und er wird in dieser klassischen Form von Ärzten nicht mehr geleistet. Inhaltlich werden einzelne Elemente des hippokratischen Eides dennoch als Grundlage betrachtet (▶ Hippokratischer Eid).

Im Jahr 1948 wurde auf der 2. Generalversammlung des Weltärztebundes in Genf die Genfer Deklaration verabschiedet. Diese entspricht einer modernen Alternative für den hippokratischen Eid und wird bei der Aufnahme in den ärztlichen Berufsstand gesprochen:

» 1. Ich gelobe feierlich, mein Leben in den Dienst der Menschlichkeit zu stellen;

2. Ich werde meinen Lehrern die Achtung und Dankbarkeit erweisen, die ihnen gebührt;

3. Ich werde meinen Beruf mit Gewissenhaftigkeit und Würde ausüben;

4. Die Gesundheit meines Patienten soll oberstes Gebot meines Handelns sein; ich werde die mir anvertrauten Geheimnisse auch über den Tod des Patienten hinaus wahren;

5. Ich werde mit allen meinen Kräften die Ehre und die edle Überlieferung des ärztlichen Berufes aufrechterhalten;

6. Meine Kolleginnen und Kollegen sollen meine Schwestern und Brüder sein;

7. Ich werde mich in meinen ärztlichen Pflichten meinem Patienten gegenüber nicht beeinflussen lassen durch Alter, Krankheit oder Behinderung, Konfession, ethnische Herkunft, Geschlecht, Staatsangehörigkeit, politische Zugehörigkeit, Rasse, sexuelle Orientierung oder soziale Stellung;

8. Ich werde jedem Menschenleben von seinem Beginn an Ehrfurcht entgegenbringen und selbst unter Bedrohung meine ärztliche Kunst nicht in Widerspruch zu den Geboten der Menschlichkeit anwenden.

Dies alles verspreche ich feierlich, frei und auf meine Ehre. «

Der hippokratische Eid und die Genfer Deklaration entsprechen einer ausführlichen Formulierung von Sachverhalten, die als Ausdruck der Achtsamkeit und Wertschätzung gegenüber dem Patienten, dem sozialen Umfeld und dem Leben an sich betrachtet werden können und berücksichtigt werden sollten.

Für die Berufsgruppe der pflegerischen Berufe wurde analog die Pflege-Charta formuliert.

9.2 Pflege-Charta

Im Jahr 2005 wurden im Auftrag des Bundesministeriums für Familie, Senioren, Frauen und Jugend BMFSFJ die Qualitätsansprüche an eine wertschätzende Versorgung von hilfe- und pflegebedürftigen Menschen in der Charta der Rechte hilfe- und pflegebedürftiger Menschen, der Pflege-Charta (◘ Abb. 9.1), zusammengefasst.

Die Inhalte der Pflege-Charta sind auch auf andere Gesundheitsberufe übertragbar. Gleichzeitig wurde ein Leitfaden zur Selbstbewertung für ambulante Pflegedienste beziehungsweise für stationäre Pflegeeinrichtungen veröffentlicht, der die Umsetzung der einzelnen Artikel im Alltag hinterfragt.

Übung: Charta
Trainiert die Achtsamkeit
Hilfsmittel: ethische Vorgaben
Dauer: 30 bis 60 Minuten, Gruppenübung

Ähnlich wie das Grundgesetz die Rechte jedes einzelnen Staatsbürgers definiert, befinden sich in der Charta acht Artikel, die die Rechte der Hilfsbedürftigen festlegen.

Bundesministerium
für Familie, Senioren, Frauen
und Jugend

Pflege CHARTA
Pflegezeit ist Lebenszeit

Pflege-Charta

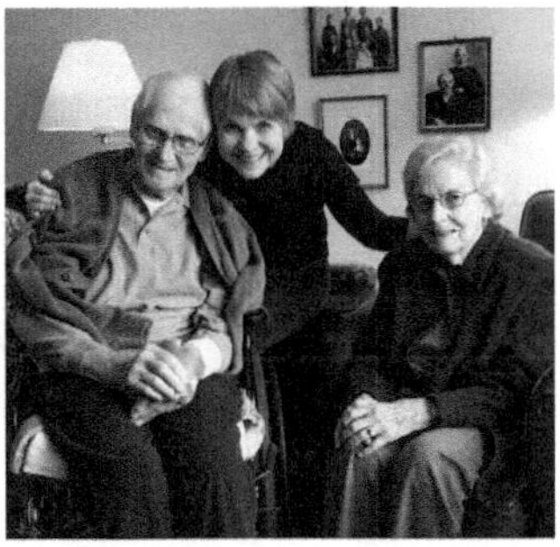

- **Artikel 1: Selbstbestimmung und Hilfe zur Selbsthilfe**
  Jeder hilfe- und pflegebedürftige Mensch hat das Recht auf Hilfe zur Selbsthilfe sowie auf Unterstützung, um ein möglichst selbstbestimmtes und selbständiges Leben führen zu können.

- **Artikel 2: Körperliche und Seelische Unversehrtheit, Freiheit und Sicherheit**
  Jeder hilfe- und pflegebedürftige Mensch hat das Recht, vor Gefahren für Leib und Seele geschützt zu werden.

- **Artikel 3: Privatheit**
  Jeder hilfe- und pflegebedürftige Mensch hat das Recht auf Wahrung und Schutz seiner Privat- und Intimsphäre.

- **Artikel 4: Pflege, Betreuung und Behandlung**
  Jeder hilfe- und pflegebedürftige Mensch hat das Recht auf eine an seinem persönlichen Bedarf ausgerichtete, gesundheitsfördernde und qualifizierte Pflege, Betreuung und Behandlung.

- **Artikel 5: Information, Beratung und Aufklärung**
  Jeder hilfe- und pflegebedürftige Mensch hat das Recht auf umfassende Informationen über Möglichkeiten und Angebote der Beratung, der Hilfe, der Pflege sowie der Behandlung.

- **Artikel 6: Kommunikation, Wertschätzung und Teilhabe an der Gesellschaft**
  Jeder hilfe- und pflegebedürftige Mensch hat das Recht auf Wertschätzung, Austausch mit anderen Menschen und Teilhabe am gesellschaftlichen Leben.

- **Artikel 7: Religion, Kultur und Weltanschauung**
  Jeder hilfe- und pflegebedürftige Mensch hat das Recht, seiner Kultur und Weltanschauung entsprechend zu leben und seine Religion auszuüben.

- **Artikel 8: Palliative Begleitung, Sterben und Tod**
  Jeder hilfe- und pflegebedürftige Mensch hat das Recht, in Würde zu sterben.

Im vollständigen Text der Pflege-Charta werden diese Rechte für die Lebenssituation hilfe- und pflegebedürftiger Menschen näher erläutert.
Die Broschüre und weitere Informationen zur Pflege-Charta erhalten Sie hier oder bei der vom Bundesministerium für Familie, Senioren, Frauen und Jugend eingerichteten Servicestelle Pflege-Charta:

Tel.: 0180-222-00-32*
www.pflege-charta.de

* 6 Cent pro Anruf aus dem deutschen Festnetz, Mobilfunkanrufe abweichend, max. 42 Cent/Minute aus den Mobilfunknetzen

Abb. 9.1 Die Pflege-Charta. (Copyright: Bundesministerium für Familie, Senioren, Frauen und Jugend, Charta der Rechte hilfe- und pflegebedürftiger Menschen)

Charta

Betrachten Sie den hippokratischen Eid, die Genfer Deklaration und die einzelnen Artikel der Pflege-Charta und überlegen Sie, wie diese ethischen Vorgaben in ihrer Institutionen umgesetzt werden. Identifizieren Sie die Bereiche, in denen Probleme vorhanden sind, und diskutieren Sie diese im Team.

Welche Probleme sind institutionsbedingt, welche Probleme beruhen auf einer persönlichen Haltung, welche Probleme werden durch finanzielle Ressourcen beeinflusst?

Ein Ergebnis der Überprüfung der acht Artikel im Alltag ist das Projekt »Schattentage und simulierter Heimeinzug für Mitarbeiter«, das im Rudolf-Schloer-Stift der Grafschafter Diakonie, Moers und im Elisabeth Seniorenzentrum der St. Elisabeth Diakonie, Bergfelde durchgeführt wurde.

Ziel dieses Projektes war es, einen Perspektivwechsel bei den Mitarbeitern zu erreichen, indem sie die eigene Einstellung und Haltung überprüfen und Alltagssituationen systematisch beobachten. Dabei fungiert der beobachtende Mitarbeiter wie ein Schatten, der als Schattenmann oder Schattenfrau nicht aktiv an der Pflege und Betreuung teilnimmt, sondern passiv beobachtet. Bei einem simulierten Heimeinzug kann der Mitarbeiter sogar wie ein neuer Bewohner für einen zuvor festgelegten Zeitraum aufgenommen werden.

Im Rahmen der Beobachtung werden positive und negative Erfahrungen gesammelt. Zahlreiche andere Projekte beschäftigten sich im Rahmen der Inhalte der Pflege-Charta mit weiteren Umsetzungsmöglichkeiten.

Übung: Bitte nicht stören
Trainiert die Achtsamkeit
Hilfsmittel: ggf. Türschild
Dauer: kontinuierlich

Privatheit

Bitte nicht stören: Schließen Sie die Augen und laufen Sie in Gedanken durch Ihre Einrichtung. Bei wie vielen Räumen steht die Tür offen, so dass Patienten in ihrer Privatheit gestört werden. Wird beim Betreten von Zimmern immer an die Tür geklopft?

Könnten Sie sich vorstellen, an den Zimmertüren wie im Hotel rote bzw. grüne »Bitte nicht stören«-Schilder aufzuhängen?

Eine internationale Festschreibung ethischer Normen hat das International Council of Nurses ICN im Jahre 1953 erarbeitet und seither wiederholt überarbeitet.

9.3 Der ICN-Kodex

Der ICN Ethik Kodex für Pflegende hat vier Grundelemente, die den Standard ethischer Verhaltensweisen bestimmen.

■ Pflegende und ihre Mitmenschen

Die grundlegende berufliche Verantwortung der Pflegenden gilt dem pflegebedürftigen Menschen.

Bei ihrer beruflichen Tätigkeit fördern die Pflegenden ein Umfeld, in dem die Menschenrechte, die Wertvorstellungen, die Sitten und Gewohnheiten sowie der Glaube des Einzelnen, der Familie und der sozialen Gemeinschaft respektiert werden.

Die Pflegenden gewährleisten, dass der Pflegebedürftige ausreichende Informationen erhält, auf die er seine Zustimmung zu seiner pflegerischen Versorgung und Behandlung gründen kann.

Die Pflegenden behandeln jede persönliche Information vertraulich und gehen verantwortungsvoll mit der Informationsweitergabe um.

Die Pflegenden teilen mit der Gesellschaft die Verantwortung, Maßnahmen zugunsten der gesundheitlichen und sozialen Bedürfnisse der Bevölkerung, besonders der von benachteiligten Gruppen zu veranlassen und zu unterstützen.

Die Pflegenden sind auch mitverantwortlich für die Erhaltung und den Schutz der natürlichen Umwelt vor Ausbeutung, Verschmutzung, Abwertung und Zerstörung.

■ Pflegende und die Berufsausübung

Die Pflegenden sind persönlich verantwortlich und rechenschaftspflichtig für die Ausübung der Pflege, sowie für die Wahrung ihrer fachlichen Kompetenz durch kontinuierliche Fortbildung. Die Pflegenden achten auf ihre eigene Gesundheit, um ihre Fähigkeit zur Berufsausübung zu erhalten und sie nicht zu beeinträchtigen.

Die Pflegenden beurteilen die individuellen Fachkompetenzen, wenn sie Verantwortung übernehmen oder delegieren.

Die Pflegenden sollen in ihrem beruflichen Handeln jederzeit auf ein persönliches Verhalten achten, das dem Ansehen der Profession dient und das Vertrauen der Bevölkerung in sie stärkt.

Die Pflegenden gewährleisten bei der Ausübung ihrer beruflichen Tätigkeit, dass der Einsatz von Technologie und die Anwendung neuer wissenschaftlicher Erkenntnisse vereinbar sind mit der Sicherheit, der Würde und den Rechten der Menschen.

■ Pflegende und die Profession

Die Pflegenden übernehmen die Hauptrolle bei der Festlegung und Umsetzung von Standards für die Pflegepraxis, das Pflegemanagement, die Pflegeforschung und Pflegebildung.

Die Pflegenden wirken aktiv an der Weiterentwicklung der wissenschaftlichen Grundlagen der Profession mit.

Durch ihren Berufsverband setzen sich die Pflegenden dafür ein, dass gerechte soziale und wirtschaftliche Arbeitsbedingungen in der Pflege geschaffen und erhalten werden.

- **Pflegende und ihre Kolleginnen und Kollegen**

Die Pflegenden sorgen für eine gute Zusammenarbeit mit den Kollegen aus der Pflege und anderen Professionen. Die Pflegenden greifen zum Schutz des Patienten ein, wenn sein Wohl durch einen Kollegen oder eine andere Person gefährdet ist.

Auch diese Festschreibung ist auf andere Berufsgruppen im Gesundheitswesen direkt übertragbar.

In allen Berufsgruppen des Gesundheitswesens existieren Festschreibungen ethischer Werte und Normen, die an dieser Stelle nicht im Einzelnen aufgeführt werden können.

Stattdessen wird anschließend eine Norm betrachtet, die für alle Organisationen Werte definiert: Die ebenfalls internationale, jedoch berufsgruppenunabhängige Vorgabe für Verhaltensnormen in Organisationen unter Berücksichtigung ihres gesellschaftlichen Umfelds ist die im Januar 2011 in Deutschland veröffentlichte Norm DIN ISO 26000. Dabei steht die Abkürzung DIN für Deutsche Industrie Norm beziehungsweise Deutsches Institut für Normung und die Abkürzung ISO für International Standard of Organisation.

9.3.1 DIN ISO 26000

ISO 26000 ist keine zertifizierbare Managementsystem-Norm, sie ist ein Leitfaden, der Orientierung und Empfehlungen gibt, wie sich Organisationen jeglicher Art verhalten sollten, damit sie als gesellschaftlich verantwortlich angesehen werden können. In der Zielsetzung des Leitfadens heißt es dazu sinngemäß übersetzt: »Dieser Internationale Standard ist kein Managementsystem-Standard. Er ist für Zertifizierungszwecke oder für die Nutzung in staatlichen Regelsetzungen oder Verträgen weder vorgesehen noch geeignet. Zertifizierungsangebote oder Erklärungen, nach ISO 26000 zertifiziert zu sein, stellen eine Fehleinschätzung von Zielsetzung und Zweck sowie einen Missbrauch dieses Internationalen Standards dar. Weil dieser Internationale Standard keine Anforderungen beschreibt, wäre jede derartige Zertifizierung keine Konformitätsaussage zu diesem Internationalen Standard.«

Kapitel der ISO 26000:

- Einleitung
- Geltungsbereich
- Begriffe und Definitionen
- Sozialer Kontext
- Relevanz für Organisationen
- Leitfaden für die Kernbegriffe
- Leitfaden zur Einführung
- Anhang
- Geschichte und Ziele

Der Leitfaden beinhaltet »erstrebenswerte, beispielhafte Anwendungen«, sogenannte Best Practices gesellschaftlich verantwortlichen Handelns von Organisationen. Mit Organisation ist prinzipiell jedes Unternehmen gemeint, nicht nur Non-Profit-Organisationen.

Der Leitfaden soll helfen, Organisationen von der guten Absicht zur guten Praxis zu bewegen.

Praktische Methoden zur Einbindung gesellschaftlicher Verantwortung sind aus Sicht der ISO 26000 zwei Punkte: die Anerkennung der gesellschaftlichen Verantwortung und die Identifizierung und Einbindung der Anspruchsgruppen. Übertragen auf Gesundheitsberufe ist die Anspruchsgruppe »Patient« in die Unternehmensführung folglich mit zu integrieren. Zur Anspruchsgruppe der Leistungen von Gesundheitsberufen zählen jedoch auch die Angehörigen (▶ Kap. 8) und die Gesellschaft an sich.

Außerdem beschreibt die ISO 26000 sieben Kernthemen, diverse Handlungsfelder und gibt entsprechende Empfehlungen. Als gedankliche Leitlinie dienen dabei wiederum sieben Prinzipien gesellschaftlicher Verantwortung.

Kernthemen der ISO 26000:

- Organisationsführung
- Menschenrechte
- Arbeitspraktiken
- Umwelt
- Faire Betriebs- und Geschäftspraktiken
- Konsumentenanliegen
- Einbindung und Entwicklung der Gemeinschaft

Das Kernthema Organisationsführung nimmt eine Sonderstellung ein, da es selbst Kernthema ist und andererseits auch Voraussetzung für die anderen sechs Kernthemen. Zu jedem Kernthema führt die ISO 26000 Handlungsfelder an und stellt dazu entsprechende Handlungserwartungen an gesellschaftlich verantwortliche Organisationen auf. Die Handlungserwartungen orientieren sich an definierten Prinzipien.

Prinzipien der Organisationsführung:

- Rechenschaftspflicht
- Transparenz
- Ethisches Verhalten
- Achtung der Interessen der Stakeholder
- Achtung der Rechtsstaatlichkeit
- Achtung internationaler Verhaltensstandards
- Achtung der Menschenrechte

Die ISO 26000 kann also als hilfreicher Leitfaden für die gesellschaftliche Weiterentwicklung der eigenen Institutionen betrachtet werden.

Zwischen den verschiedenen Festlegungen ethischer Ansprüche an die Gesundheitsberufe und der alltäglichen Berufsrealität können

Diskrepanzen festgestellt werden, die die Zufriedenheit der Mitarbeiter beeinträchtigen.

Der Ausschuss für wirtschaftliche, soziale und kulturelle Rechte (CESCR) der Vereinten Nationen hat in seinem neuesten Staatenbericht die soziale Lage in Deutschland kritisiert. Im Blickpunkt stand dabei vor allem die Situation in deutschen Pflegeheimen. Die Experten des Ausschusses zeigten sich laut ihrem Bericht »tief besorgt« darüber, dass in den Einrichtungen »manchmal unmenschliche Bedingungen« herrschten. Problematisch sei vor allem der Mangel an qualifiziertem Personal.

Missstände im Gesundheitswesen werden sowohl von Patienten und deren Angehörigen als auch von Mitarbeitern beobachtet. Wenn derartige Informationen an die Öffentlichkeit gelangen, werden sie von den Medien teilweise in extremer Form beschrieben und dadurch die ganze Berufsgruppe in Sippenhaft genommen.

Der französische Schriftsteller und ehemalige Résistancekämpfer Stéphane Hessel (geb. 20.10.1917) hat in seiner Veröffentlichung »Empört Euch« einen öffentlichen Aufruf zum Nachdenken und in Frage stellen ausgelöst, der über die Themen seines Buches hinaus zu einer erhöhten Aufmerksamkeit in der Gesellschaft für Ungerechtigkeit gesorgt hat. Das »Empören« ist seither auch in der Gesundheitspolitik zu einem Begriff geworden.

Das öffentliche Äußern von Missständen wird von Mitarbeitern in Gesundheitsberufen üblicherweise vermieden, häufig aus Angst vor Verlust des Arbeitsplatzes.

» Whistleblowing: Altenpflegerin siegt vor Menschenrechts-Gericht «

» Sie prangerte Missstände bei ihrem Arbeitgeber an, plädierte für eine menschenwürdige Pflege – und verlor deshalb ihren Job. Zu Unrecht. Nach jahrelangem Kampf ist Altenpflegerin Brigitte Heinisch rehabilitiert. «

» Die fristlose Kündigung einer Arbeitnehmerin wegen der Veröffentlichung von Missständen bei ihrem Arbeitgeber verstößt gegen die Menschenrechtskonvention. Das entschied der Europäische Gerichtshof für Menschenrechte (EGMR) in einem am Donnerstag verkündeten Urteil. (www.focus.de) «

Trotzdem verschließen Mitarbeiter in Gesundheitsberufen nicht die Augen vor Zuständen, die nicht ihren eigenen Ansprüchen an ihrer Tätigkeit entsprechen. Eine menschenwürdige, wertschätzende Versorgung, wird als wichtigster Faktor der Zufriedenheit im Beruf empfunden, die Möglichkeiten, hierfür berufspolitisch aktiv zu werden, sind in einigen Berufen jedoch eingeschränkt.

9.4 Berufspolitik

Alle Berufe im Gesundheitswesen verfügen über Berufsverbände, Gewerkschaften, Kammern oder andere Organisationen, die die Berufsgruppe nach außen darstellen und ihre Interessen vertreten. Die Lobby dieser Verbände in der Politik ist jedoch höchst unterschiedlich.

Darüber hinaus sind nicht in allen Gesundheitsfachberufen die Verbände und Organisationen durch zahlreiche Mitglieder gestärkt, in einigen Berufen ist nur ein geringer Anteil der Beschäftigten überhaupt Mitglied einer Berufsorganisation.

Verbände und Berufsvertretungen sind umso stärker, je größer der Anteil der organisierten Mitarbeiter.

So stellt sich die Frage, warum in einigen Berufsgruppen die Mitgliedschaft in Organisationen so gering ist. Zum einen sind Mitarbeiter in vielen Gesundheitsberufen durch ihren Berufsalltag stark belastet, Zeit für Familie, Freizeitaktivitäten, und dadurch auch für die berufspolitische Arbeit, ist knapp bemessen.

Zum anderen ist die Mitgliedschaft in einer Berufsvertretung immer mit Kosten verbunden. Mitarbeiter in geringer bezahlten Lohngruppen können oder möchten sich diese Beiträge nicht unbedingt leisten.

9.5 Gesellschaftliches Umfeld

Schließlich ist jede Institution im Gesundheitswesen in eine regionale und überregionale gesellschaftliche Umgebung integriert. Dadurch entstehen Netzwerke, die die Arbeit zum Wohl der Patienten und zur Verbesserung eines achtsamen Umgangs verbessern können.

Kontakte

Die Identifizierung von Partnern für ein soziales Netz einer Institution ist ein wichtiger Beitrag zur Verbesserung der Versorgungqualität. Mögliche Netzwerkpartner sind Vereine, Stadtteilverbände, Schulen, Kirchengemeinden, private Gruppen, Selbsthilfeverbände u. Ä., zu denen eine Kontaktaufnahme empfehlenswert ist.

Die Nutzung von sozialen Netzen nicht nur des Patienten, sondern auch der Institution ist ein wichtiger Beitrag zu einem gesellschaftlich akzeptierten, respektvollen Umgang mit Alter, Krankheit, Behinderung, Pflegebedürftigkeit und Abhängigkeit.

Ü: Lernziele

- Könnten Sie den hippokratischen Eid schwören?
- Versuchen Sie, Situationen zu identifizieren, in denen die Pflege-Charta nicht korrekt berücksichtigt wird.
- Versuchen Sie, die Inhalte der ISO 26000 in eine alltäglichere Sprache zu übersetzen.
- Sind Sie berufspolitisch organisiert?
- Welches soziale Netzwerk besitzt Ihre Institution?

Achtsamkeit in der Kooperation

» Die ganze Gemeinschaft ist zu informieren und – Information ist Chefsache. (Aus der Regel des Heiligen Benedikt) «

Die Kooperation im Gesundheitswesen wird bestimmt durch Teamarbeit in Gruppen, die meist interprofessionell zusammengesetzt sind. Dadurch entstehen typische hierarchische Strukturen, Konfliktpotenziale, aber auch Entwicklungsmöglichkeiten durch die Berücksichtigung von gruppendynamischen Prozessen.

Das Team arbeitet immer nur so gut, wie jedes einzelne Mitglied der Gruppe, wobei die fachliche Kompetenz für das Ergebnis weniger ausschlaggebend ist, wie die soziale Kompetenz, die individuelle Motivation und die Teamfähigkeit.

Ein wichtiger Faktor für eine gute Zusammenarbeit ist die frühzeitige Identifikation von Konflikten und deren schnelle Lösung, bevor Eskalationen auftreten. Dabei ist zu bedenken, dass das gemeinsame Ziel immer der achtsame Umgang miteinander und mit den Patienten sein muss.

10.1 Kooperation im Team

Die Zusammenarbeit einer Gruppe wird in hohem Maße durch die Teamstruktur bestimmt. Dabei ist nicht die Kompetenz des Einzelnen bestimmend für das Ergebnis, vielmehr sind soziale Kompetenz und Teamfähigkeit entscheidend für die Kooperation.

In Gesundheitsberufen ist Teamarbeit unerlässlich für eine gemeinsame Leistung, die ethischen Anforderungen entspricht, da die Arbeit immer im Kontakt mit Menschen stattfindet. Von Bedeutung ist in diesem Zusammenhang die Tatsache, dass verschiedene Berufsgruppen in einem Team zusammenarbeiten. Dabei entstehen Reibungspunkte durch verschiedene Kompetenzen, durch hierarchische Strukturen, durch Verantwortung, Delegation, juristische Fragen und durch persönliche Aspekte, etwa Neid, Missgunst oder Minderwertigkeitsgefühle.

› Die Kooperation von Teams im Gesundheitswesen ist durch historische Entwicklungen, traditionelle Strukturen und durch individuelle Meinungen geprägt.

Notwendig ist es deshalb, dass ein interprofessionelles Team zusammenwächst und sich gemeinsam entwickelt.

10.1.1 Teamentwicklung

Die Teambildung wird von dem amerikanischen Psychologen Bruce Wayne Tuckman (geb. 1938) als Entwicklungsprozess angesehen, dessen Ablauf er in vier Phasen plus Auflösungsphase gliedert.

Phasen der Teamentwicklung:

1. Orientierungsphase (forming)
2. Konfrontationsphase (storming)
3. Kooperationsphase (norming)
4. Wachstumsphase (performing)
5. Auflösungsphase (adjourning)

Diese Phasen müssen hintereinander durchlaufen werden, um dann eine gute Kooperation zu erreichen. Die Auflösungsphase muss nicht zwingend stattfinden, sie existiert nur in Teams, die für eine spezielle Aufgabe zusammengestellt werden.

Die Wachstumsphase ist gleichbedeutend mit der Zeit der besten Leistung des Teams, diese ist jedoch abhängig von der Motivation der einzelnen Teilnehmer.

In der Konfrontationsphase werden umso mehr Konflikte auftreten, je inhomogener die Gruppe zusammengesetzt ist. Die interprofessionelle Kooperation im Gesundheitswesen bedingt inhomogene Gruppen, die Konflikte lösen müssen, dabei ist zu bedenken, dass bei jedem Wechsel eines einzigen Teammitglieds der Entwicklungsprozess von vorne durchlaufen wird.

Wechsel

Häufige Personalwechsel bedeuten deshalb auch häufige Konfrontationen, häufige Notwendigkeit von Konfliktlösungen und die Erfordernissen des erneuten Zusammenwachsens des Teams.

10.2 Konflikte

Sowohl im Umgang mit Patienten, mit deren Angehörigen (▶ Kap. 8) als auch mit Kollegen kommt es zu Meinungsverschiedenheiten, die in einen Konflikt münden können. Konflikte zwischen zwei Personen sind alltäglich und können in den meisten Fällen durch ein Gespräch oder eine Entschuldigung gelöst werden. Dabei ist zu bedenken, dass der Patient in einer Beziehung durch seine Abhängigkeit eher eine schwächere Rolle übernimmt und möglicherweise aus diesem Grund gehemmt ist, Konflikte anzusprechen.

Die Wahrnehmung einer drohenden Konfliktsituation sollte deshalb von der medizinischen Fachkraft ausgehen. Dies

gilt auch für Angehörige, die bei Meinungsverschiedenheiten eventuell auch Nachteile für den Patienten befürchten (▶ Kap. 8).

Teamkonflikte entstehen, wenn abweichende Interessen, Meinungen, Auffassungen oder Erwartungen aufeinander treffen. Dabei muss es sich nicht zwangsweise um einen Streit handeln, auch verschiedene Interessen können zu einem Konflikt führen.

Frau Müller ist von dem anstrengenden Tag erschöpft, sie möchte den Abend entspannt auf dem Sofa verbringen und die Nachrichten schauen. Eigentlich müsste sie aber noch einen Berg Wäsche bügeln. Herr Müller freut sich auf ein spannendes Fußballspiel.

Das Beispiel beinhaltet gleich zwei Konflikte: Ein intrapersoneller Konflikt bei Frau Müller – Fernsehen oder Bügeln und ein interpersoneller Konflikt bei dem Ehepaar – Nachrichten oder Fußball.

Derartige Konflikte können normalerweise durch Zugeständnisse gelöst werden und führen nur dann zu einer Eskalation, wenn sie dauerhaft oder wiederholt auftreten.

Konfliktarten:

- Konflikte aufgrund von Missverständnissen
- Konflikte durch gegensätzliche Emotionen
- Interessenkonflikte
- Rollenkonflikte
- Kompetenzkonflikte
- Beurteilungskonflikte
- Kommunikationskonflikte

Bei länger bestehenden Konflikten ist die Ursache gelegentlich nicht mehr zu identifizieren. Dadurch wird die Lösung des Konflikts erschwert.

10.2.1 Eskalation

Die starke emotionale Beteiligung von Konfliktparteien kann zur Eskalation der Situation führen. Dabei spielt es keine Rolle, welche Ursache der Konflikt hatte oder wie lange der Konflikt bereits besteht. Auch Unstimmigkeiten, die schon über einen längeren Zeitraum unter der Oberfläche schwelten, können plötzlich eskalieren. Meist fehlt nur der Tropfen, der das Fass zum Überlaufen bringt

Frau Müller ist enttäuscht. Eigentlich hatte sie erwartet, dass ihr Mann ein einziges Mal auf das Fußballspiel verzichten könne und stattdessen das Bügeln übernimmt. Sie wartet auf ein Signal. Nach einer Weile beginnt sie zu schreien: »Immer dieser blöde Fußball, vielleicht könntest du dich ja auch einmal nützlich machen und diese Wäsche bügeln!« Herr Müller ist überrascht: »Ich wusste nicht, dass die Wäsche gebügelt werden muss.« Frau Müller antwortet verärgert: »Weil es dich gar nicht interessiert. Es hat dich auch noch nie interessiert, wo die frisch gebügelten Hemden in deinem Schrank immer herkommen. Wie konnte ich so einen Mann heiraten!«

Im Beispiel wird deutlich, dass man im Konfliktfall dazu neigt, die Situation zu verallgemeinern. Das wird deutlich durch den Gebrauch von Wörtern, wie »immer, nie, alle, niemand« und ähnlichen Begriffen.

Im Interesse aller Beteiligten sollten Konflikte möglichst zeitnah gelöst werden, um eine Eskalation zu vermeiden. In den allermeisten Fällen kann dies durch ein offenes Gespräch der Konfliktparteien erreicht werden. Bei Missverständnissen genügt in den meisten Fällen ein einziges Gespräch.

Buchtipp

Weitere Informationen und Anregungen finden Sie in dem Buch »Einfach ein gutes Team – Teambildung und -führung im Gesundheitswesen« von Susanne Möller, Springer Verlag.

Kooperation im Team

Auch im Gesundheitswesen treten Konflikte am Arbeitsplatz innerhalb des Mitarbeiterteams auf. Beeinflusst wird die Konfliktentstehung durch hierarchische Strukturen, durch die Zusammenarbeit verschiedener Berufsgruppen und durch die unterschiedlichsten Persönlichkeitsmerkmale der Teammitglieder.

Typen im Team:

- Das leistungsstarke Gruppenmitglied
- Der informelle Gruppenführer
- Der Drückeberger
- Das leistungsschwache Gruppenmitglied
- Der Gruppenclown
- Der Intrigant
- Der freche Typ
- Der schüchterne Typ
- Der problembeladene Typ
- Der ausgleichende Typ
- Der Außenseiter
- Der Neuling

Bei Interessens-, Ziel-, Kompetenz- oder Beurteilungskonflikten muss gegebenenfalls ein Vermittler eingeschaltet werden. Prinzipiell kann jedes Teammitglied diese Funktion übernehmen.

Übung: Mein Typ
Trainiert die Wahrnehmung
Hilfsmittel: keine
Dauer: kontinuierlich

Mein Typ

Welcher Typ in Ihrem Team sind Sie? Entspricht Ihre Einschätzung der Wahrnehmung Ihrer Kollegen? Machen Sie eine Umfrage, um das herauszufinden.

Wenn Teamkonflikte ignoriert werden, kann durch die Eskalation die Arbeitsatmosphäre beeinträchtigt werden. Spaltungen innerhalb der Gruppe führen zu endlosen Diskussionen ohne Ergebnis, wobei die zur Verfügung stehende Zeit sowieso limitiert ist. Das Übergehen von Konflikten ist deshalb keine Lösung.

Der Prozess der Konfliktlösung verläuft normalerweise in drei Phasen.

Konfliktlösung

- **Orientierungsphase**

In dieser Phase werden zunächst Kontakte zu den Konfliktpartnern hergestellt, um deren Bereitschaft für die weitere Bearbeitung des Themas zu prüfen. Dies kann durch den Vermittler geschehen bzw. die Konfliktparteien überlegen selbst, ob sie an einer Lösung interessiert sind. Für diesen Zeitraum sollten Regelungen getroffen werden, die eine weitere Eskalation verhindern können. Außerdem müssen alle Beteiligten ihr Einverständnis zur Lösung des Konflikts erklären. Bei bereits verhärteten Fronten kann die Einverständniserklärung auch schriftlich erfolgen.

- **Konfliktbehandlungsphase**

Je nach Ursache und Dauer des Konflikts wird mit den Beteiligten gemeinsam oder getrennt die Behandlung und Lösung des Konflikts thematisiert. Dabei richtet sich der Blick zunächst in die Vergangenheit, um die Entstehung zu analysieren.

Sofern dies gelingt, muss danach auch eine Betrachtung der Zukunft erfolgen, um gezielte Interventionen zu vereinbaren, die ein Wiederaufflammen des Konflikts effektiv verhindern können.

- **Konsolidierungsphase**

Diese Phase ist geprägt durch die Konsolidierung der vereinbarten Problemlösungsstrategien. Die Beteiligten beobachten, ob die Abmachungen wirksam sind und von allen eingehalten werden.

Die Konsolidierungsphase sollte jedoch nicht unnötig ausgedehnt werden. Sinnvoll ist es, gemeinsam einen Zeitpunkt festzulegen, an dem der Erfolg der Konfliktlösung überprüft wird. Sollte von Seiten einer Konfliktpartei noch Diskussionsbedarf bestehen, müssen die Maßnahmen korrigiert und die Konsolidierungsphase verlängert werden. Sind alle Beteiligten mit dem Ergebnis zufrieden, gilt der Konflikt als behoben.

Gelöste Konflikte müssen abgehakt werden, sie sollten nicht bei der nächsten sich bietenden Gelegenheit wieder aufgewärmt werden.

Um Konfrontationen und Konflikte in Gesundheitsberufen unter Berücksichtigung der Teamdynamik bewältigen zu können, ohne dass diese über einen längeren Zeitraum schwelen, können verschiedene Methoden und Übungen eingesetzt werden.

10.2.2 Supervision

Die Beratung einer Gruppe, einer Organisationseinheit, eines Teams oder auch einer Einzelperson zur Verbesserung der Reflexion im beruflichen Alltag durch einen Supervisor ermöglicht einen veränderten Blick auf die eigene Situation und auf die Zusammenarbeit mit anderen.

Supervision ermöglicht dabei einen Blick von oben durch den Supervisor, sie beleuchtet die Qualität, konfrontiert und ermöglicht eine konstruktive Auseinandersetzung mit dem eigenen Tun.

Der Supervisor ist dabei unabhängig, kein Mitglied des Teams und zu Verschwiegenheit verpflichtet.

10.2.3 Fallbesprechung

Regelmäßige Fallbesprechungen und andere Möglichkeiten der Kommunikation (▶ Kap. 3) im Team sind Grundvoraussetzung für einen fachlichen, aber auch einen persönlichen Meinungsaustausch im Sinne des Patienten. Fallbesprechungen sollten unter Berücksichtigung aller Berufsgruppen durchgeführt werden, um die verschiedenen Blickwinkel auf den Patienten, sein soziales Umfeld und seinen Unterstützungsbedarf abzubilden.

Jede Berufsgruppe hat während der Fallbesprechung den gleichen Stellenwert. Jeder Mitarbeiter hat das Recht, seine persönliche Meinung offen auszusprechen, unabhängig von seiner Position in der Struktur des Teams. Eine Sonderform der Fallbesprechung ist die ethische Fallbesprechung (▶ Kap. 5).

10.2.4 Teamdynamik

In kooperierenden Teams beobachtet man häufig, das Missstimmungen, Unzufriedenheit und Konflikte von einzelnen Teammitgliedern auf das Stimmungsbild des gesamten Teams übergreifen und dadurch plötzlich das gesamte Team unmotiviert ist.

Übung: Der gordische Knoten
Trainiert die Kooperation
Hilfsmittel: keine
Dauer: beliebig, Gruppenübung

Diesen Prozess der Teamdynamik kann man jedoch auch umgekehrt nutzen, um ein unmotiviertes Team gemeinsam zu aktivieren und positive Kräfte freizusetzen. Dabei können die folgenden Übungen hilfreich sein.

Knoten

Der gordische Knoten: Alle Teilnehmer stehen in einem Kreis, schließen die Augen, strecken ihre Hände und fassen blindlings mit beiden Händen die Hand eines anderen Teilnehmers. Wenn jeder Teilnehmer zwei Hände ergriffen hat, dürfen die Augen wieder geöffnet werden.

Übung: Der rasende Reporter
Trainiert die Kommunikation
Hilfsmittel: Papier, Stift
Dauer: 15 bis 30 Minuten, Gruppenübung

Nun ist eine »Verknotung« aller Teilnehmer festzustellen, die gelöst werden muss, ohne dass die Hände dabei losgelassen werden.

Reporter

Der rasende Reporter: Jeder Teilnehmer bekommt einen Zettel mit Aussagen, die ein anderes Mitglied der Gruppe unterschreiben kann. Dabei handelt es sich um Aussagen, die persönliche oder berufliche Fähigkeiten beschreiben.

Mögliche Aussagen:
- Ich habe in der Schule nie abgeschrieben
- Ich habe die Fähigkeit, Patienten im Gespräch zu beruhigen
- Ich habe eine Traumreise unternommen
- Ich bin besonders geduldig
- Obwohl ich in der Schule faul war, habe ich einen sehr guten Abschluss geschafft
- Ich habe ein außergewöhnliches Hobby

Übung: NASA Weltraum-Spiel
Trainiert die Kooperation
Hilfsmittel: Papier, Stifte, Liste der Gegenstände
Dauer: ein bis zwei Stunden, Gruppenübung

Der Reporter, der zuerst für alle Aussagen eine Unterschrift bekommen hat, hat gewonnen. Im Anschluss können die Aussagen in der Gruppe diskutiert werden.

Weltraum

NASA Weltraum-Spiel: Bei diesem bekannten Planspiel aus den 70er-Jahren müssen die Teilnehmer gemeinsam eine Aufgabe lösen: Ein Weltraumschiff hat auf dem Mond eine Bruchlandung gemacht, das Mutterschiff befindet sich 200 Meilen entfernt auf der hellen, der Sonne zugewandten Seite des Mondes.

Die Teilnehmer haben 15 Ausrüstungsgegenstände, die sie nach der Wichtigkeit in einer Rangliste ordnen müssen, zunächst jeder für sich, dann als Gruppe. Im Anschluss wird das Ergebnis an Hand der korrekten Reihenfolge ausgewertet und Punktes vergeben.

Die 15 Ausrüstungsgegenstände sind:

1. Zwei 100 Pfund Tanks Sauerstoff
2. Fünf Gallonen Wasser
3. Stellar-Atlas zur Bestimmung der Richtung
4. Lebensmittelkonzentrat
5. Mit Sonnenenergie angetriebener UKW Sender/Empfänger
6. 50 Fuß Nylonseil
7. Erste Hilfekoffer mit Injektionsnadeln
8. Fallschirmseide (Sonnenschutz)
9. Selbst aufblasbares Lebensrettungsfloß
10. Signalleuchtkugeln
11. Zwei 0,45 Kaliber Pistolen
12. Trockenmilch
13. Tragbares Heizgerät/Kocher
14. Magnetkompass
15. Streichhölzer

Raumfahrttechnische Kenntnisse sind für dieses Spiel nicht erforderlich, vielmehr zählt die Kooperation mit anderen.

Ein gutes Team entsteht nicht nur durch gute Leistungen, auch gemeinsame private Unternehmungen können die Kooperation verbessern. Dies muss jedoch nicht der Fall sein, insbesondere dann, wenn einzelne Gruppenmitglieder sich zurückziehen und dann aus der Gruppe ausgeschlossen werden.

Ü: Lernziele

- Überlegen Sie, welche Verhaltensmuster und Rahmenbedingungen die Kooperation in Ihrem Team beeinflussen.
- Wie wird an Ihrem Arbeitsplatz mit Konflikten umgegangen?
- Könnten Sie sich vorstellen, in Ihrem Team gruppendynamische Methoden einzusetzen?

Selbstachtung

» Es gibt Wichtigeres im Leben, als beständig dessen Geschwindigkeit zu erhöhen. (Mahatma Gandhi) «

Grundvoraussetzung für einen achtsamen Umgang mit anderen Menschen ist der achtsame Umgang mit der eigenen Person, die Selbstachtung.

Selbstachtung ist zum einen abhängig von einem Selbstwertgefühl, das durch die persönliche Lebenserfahrung und Entwicklung entsteht, zum anderen basiert Selbstachtung auf der grundsätzlichen Zufriedenheit mit den eigenen Lebensbedingungen.

Fehlende Selbstachtung kann zu Enttäuschung, Unzufriedenheit, Überforderung, Verstimmung und im schlimmsten Fall zum Burnout-Syndrom führen, das in Gesundheitsberufen nicht selten auftritt.

Selbstmanagement und damit verbunden ein effektives Zeitmanagement führen zu einer Verbesserung der Wahrnehmung der eigenen Situation und folglich zu einer adäquaten Selbstachtung.

11.1 Selbstachtung

Die Achtsamkeit gegenüber der eigenen Person ist in allen Berufen des Gesundheitswesens eine wichtige Voraussetzung, um dauerhaft mit den hohen Anforderungen zurechtzukommen und den eigenen Beruf erfüllen und als sinnvoll betrachten zu können.

Selbstachtung muss immer wieder hinterfragt werden. In der Alltagsroutine entsteht sonst schnell eine Demotivation durch Überforderung, die in einem Burnout-Syndrom münden kann. Selbstmanagement beinhaltet nicht nur Effizienz, Ordnung, Motivation, Erkennen der eigenen Stärken und Schwächen, sondern auch den Umgang mit der eigenen Person und Selbstwertgefühl. Ein mangelhaftes Selbstmanagement führt zu Stress und Burnout.

11.1.1 Burn-out-Syndrom

Beim Burn-out-Syndrom handelt es sich um einen Symptomkomplex, der eine zunehmende Beeinträchtigung der körperlichen und psychischen Leistungsfähigkeit hervorruft. In den Gesundheitsberufen ist dieses Problem weit verbreitet und zeigt in den letzten Jahren aufgrund der Leistungsverdichtung eine steigende Tendenz.

Das Deutsche Institut für Medizinische Dokumentation und Information (DIMDI) hat das Burn-out-Syndrom in die internationale Klassifikation der Krankheiten und verwandter Gesundheitsprobleme ICD aufgenommen. Es handelt sich jedoch nicht um ein eigenständiges Krankheitsbild, sondern um einen »Faktor, der den

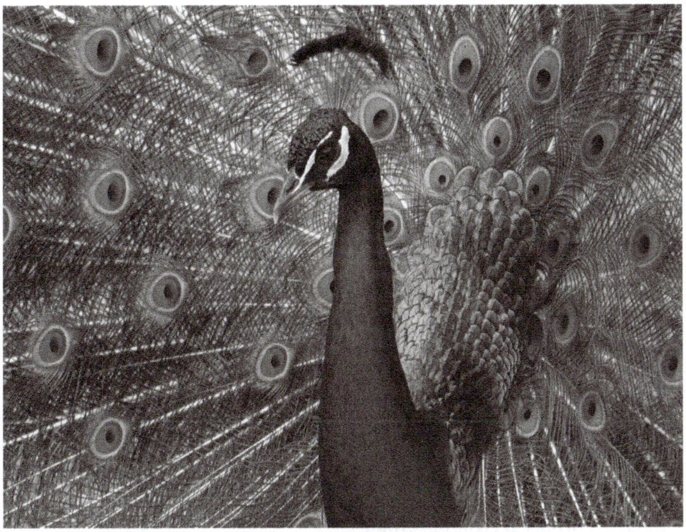

Abb. 11.1 **Der stolze Pfau.** (Copyright: Annamartha/pixelio.de)

Gesundheitszustand beeinflusst und zur Inanspruchnahme des Gesundheitswesens führt« (ICD 10 Diagnoseschlüssel Z73.0).

Die Betroffenen fühlen sich ausgebrannt und erschöpft. Gerade sehr engagierte Mitarbeiter mit einem hohen Anspruch an die eigene Leistung sind gefährdet. Ein Fortbestehen der Symptome führt zu einer zunehmenden »Schlechtleistung«.

Ein frühzeitiges Erkennen der Problematik ermöglicht den Einsatz prophylaktischer Maßnahmen. Im Idealfall erlernt das gesamte Team gemeinsam Techniken, die der Entspannung und Entlastung dienen oder durch gezielte Planung eine bessere Alltagsbewältigung ermöglichen. Unterstützend wirkt auch ein offenes Betriebsklima, in dem ein Gedankenaustausch jederzeit stattfinden kann.

11.2 Selbstmanagement

Der griechische Sklave und Dichter Aesop (um 550 v. Chr.) erzählte folgende Fabel:

» Der Pfau und die Dohle

Ein Pfau und eine Dohle stritten sich um die Vorzüge ihrer Eigenschaften. Der Pfau brüstete sich mit dem Glanz, der Farbe und der Größe seiner Federn. Die Dohle gab all dieses zu und bemerkte nur, dass alle diese Schönheiten zur Hauptsache nicht taugten – zum Fliegen. Sie flog auf, und beschämt blieb der Pfau zurück (Abb. 11.1). «

Übung: Stärken nutzen
Trainiert die Selbstachtung
Hilfsmittel: Papier, Stift
Dauer: einige Minuten

Die Dohle in dieser Fabel symbolisiert den selbstbewussten Menschen, der seine Fähigkeiten und Stärken genau kennt.

Stärken nutzen

Kennen Sie Ihre Stärken genauso gut wie die Dohle aus der Fabel von Aesop? Schreiben Sie sie auf und versuchen Sie zu analysieren, wofür die jeweilige Stärke gezielt genutzt werden kann.

11.2.1 Zeitmanagement

Zeitmanagement beinhaltet den bewussten Umgang mit den eigenen Zeitressourcen und die detaillierte Planung der Arbeitszeit. Verschiedene Methoden des Zeitmanagements wurden entwickelt, die zum Teil kombiniert werden können.

Übung: Paretoprinzip
Trainiert die Zeitplanung
Hilfsmittel: Papier, Stift
Dauer: zirka 15 Minuten

Methoden des Zeitmanagements:

- Tägliche Erarbeitung einer To-do-Liste
- Zusammenstellung von längerfristigen Aufgaben mit Hilfe eines Mind-Map
- ABC-Analyse: Die identifizierten Aufgaben werden anhand ihrer Priorität in drei Gruppen sortiert, dabei bedeutet
  - A = sehr wichtig oder dringlich
  - B = wichtig oder dringlich
  - C = weniger wichtig oder dringlich
- Arbeiten nach dem Paretoprinzip: 20 % der eingesetzten Zeit bewirkt 80 % der Ergebnisse

Pareto

Paretoprinzip: Versuchen Sie zu analysieren, welche Aufgaben in Ihrem Alltag besonders zeitraubend sind, dies sind nach dem Paretoprinzip 80 % Ihrer Aufgaben, beispielsweise Hausarbeit oder Routinetätigkeiten im Beruf. Die übrigen 20 % der Arbeit sind wertvollere Aufgaben, mit denen Sie etwas erreichen und vorankommen können.

Notieren Sie die wichtigen Aufgaben und versuchen Sie diesen Aufgaben in Ihrem Tagesablauf mehr Raum zu geben.

- ALPEN-Methode: Die **A-L-P-E-N**-Methode ist ein Begriff des Zeitmanagement und eine vergleichsweise einfache, bei richtiger und konsequenter Handhabung aber sehr effektive Art, seinen Tagesablauf zu planen. Die Methode von Lothar J. Seiwert ver-

wendet wenige Minuten pro Tag zur Erstellung eines schriftlichen Tagesplans. Die fünf Elemente des Plans sind:
  - **A**ufgaben, Termine und geplante Aktivitäten notieren
  - **L**änge schätzen
  - **P**ufferzeiten einplanen
  - **E**ntscheidungen treffen
  - **N**achkontrolle
- DIN A6 Informationssystem DAISY: Dieses System besteht aus sieben verschiedenfarbigen Klarsichtmäppchen im Format A6 und leeren DIN A6-Blättern, die je nach Informationsart in den farbigen Mäppchen abgelegt werden. Folgende Mäppchen werden verwendet:
  - Rot: heute aktuell, in Bearbeitung. Das rote Mäppchen enthält einen Zettelvorrat und kann auch einen Terminplan enthalten.
  - Gelb: noch nicht erledigt, in Bearbeitung
  - Blau: Namen, Adressen, Telefonnummern, Landkarten, Fahrpläne
  - Weiß: Fakten, Hintergrundinformationen
  - Orange: Kreative Projekte, Ideen
  - Violett: persönliche Ziele und Strategien
  - Grün: Archiv, hier können Belege und ähnliches aufbewahrt werden

11.3 Selbstpflege

Unter Selbstpflege versteht man im Allgemeinen die Fähigkeit zur Aufrechterhaltung der Körperfunktionen, um eigene Bedürfnisse zu erfüllen. Der Begriff stammt ursprünglich aus dem Pflegemodell von Dorothea E. Orem und ermöglicht die umfassende Planung der Pflege.

In der letzten Zeit hat der Begriff noch eine zusätzliche Bedeutung gewonnen. Unter Selbstpflege versteht man nun auch die Fähigkeit, sich selbst »etwas Gutes zu tun«.

Auch das Selbstcoaching wird mittlerweile dem Begriff Selbstpflege zugeordnet. Selbstpflege beinhaltet also mehr als die Aufrechterhaltung von reinen Körperfunktionen, auch die Stressbewältigung, das Zeitmanagement, die Selbstmotivation und das »Sich-selbst-Verwöhnen« gehören dazu. Grundvoraussetzung ist die Selbstreflexion.

11.3.1 Selbsttest zur Selbstpflege

Je mehr Fragen mit »Ja« beantwortet werden können, desto ausgeprägter sind die eigenen Selbstpflegefähigkeiten.

Test: Aspekte der Selbstpflege	Ja	Nein
Mit meiner Arbeitsbelastung komme ich gut zurecht		
Meinen Arbeitstag kann ich gut planen		
An meinem Arbeitsplatz bin ich zufrieden		
Zu meinen Kollegen habe ich ein gutes Verhältnis		
Ich beende meinen Arbeitstag rechtzeitig		
Ich mache nur in Ausnahmefällen Überstunden		
Ich genieße meine Freizeit		
Ich plane meine Freizeit		
In meiner Freizeit tue ich das, was ich möchte		
Ich freue mich auf Freizeitaktivitäten		
In meiner Freizeit pflege ich Kontakte zu Familie, Freunden und Bekannten		
Ich bekomme ausreichend Schlaf		
Wenn ich morgens aufwache, fühle ich mich frisch und erholt		
Ich achte auf ein ausreichendes Frühstück		
Ich ernähre mich ausgewogen		
Ich nehme meine Mahlzeiten in ruhiger und angenehmer Atmosphäre ein		
Ich bewege mich ausreichend		
Ich bin mindestens einmal in der Woche sportlich aktiv		
Ich halte mich mindestens einmal am Tag an der frischen Luft auf		
Ich kann über meine Gefühle mit einer Vertrauensperson sprechen		
Ich kann Konflikte ansprechen und lösen		
Insgesamt fühle ich mich wohl und ausgeglichen		

11

▪ Nein

Die Fragen, die Sie mit »Nein« beantwortet haben, können Sie in Form eines Handlungsplans notieren und entsprechend Ihrer Priorität versuchen, zu verändern. Dieser schriftliche Handlungsplan ist gleichzeitig eine Zukunftsvision, die Sie sich in regelmäßigen Abständen, etwa halbjährlich in Erinnerung rufen können.

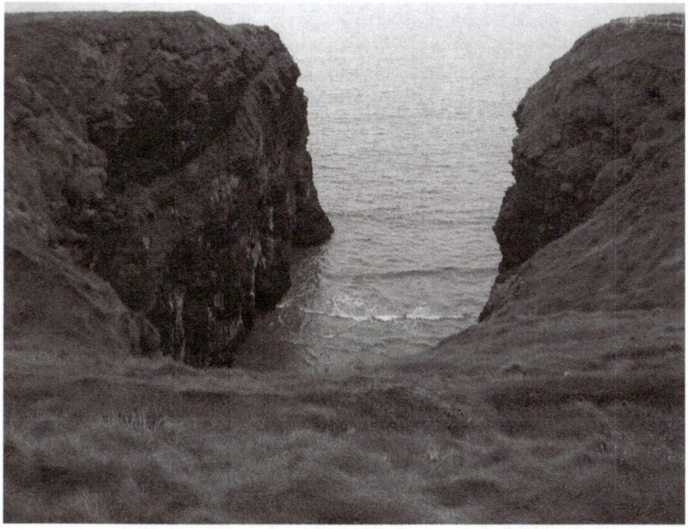

Abb. 11.2 Urlaubslandschaft

11.3.2 Entspannung

Ein entscheidender Teil der Selbstpflege ist auch die Fähigkeit, entspannen zu können. Entspannungsübungen, der Einsatz von ätherischen Ölen, Musik, Laufen oder Walken, gezieltes Abschalten durch Phantasiereisen, Tagträume oder Atemübungen und anerkannte Entspannungsverfahren dienen der Selbstachtung und damit auch einem achtsamen Umgang mit anderen.

Anerkannte Verfahren zur Entspannung:

- Yoga, aus dem Brahmanismus, die »Überwindung des Körpers«
- Tai Chi, ein traditionelles chinesisches Bewegungssystem mit dem Ziel der Entspannung, auch »Schattenboxen« genannt
- Qi-Gong, aus der traditionellen chinesischen Medizin TCM: »Qi« ist die Lebenskraft, es beinhaltet Übungen des Leibes und Schulung des Bewusstseins
- Progressive Muskelrelaxation PMR nach Jacobson, PMR beruht auf der Beobachtung einer Verbindung von Denken, Psyche und Muskulatur, entwickelt durch den amerikanischen Physiologen Edmund Jacobson um 1920 in Chicago
- Autogenes Training, entwickelt von J. H. Schultz durch die Auseinandersetzung mit Hypnose und Yoga, unter dem Aspekt einer selbstinduzierten Heilhypnose

Übung: Ausflug
Trainiert die Entspannung
Hilfsmittel: Fotos
Dauer: 10 bis 15 Minuten

Ausflug

Machen Sie in Gedanken einen Ausflug zu einem Ort, der Sie beispielsweise im Urlaub besonders beeindruckt hat oder an dem Sie sich einfach wohlfühlen (■ Abb. 11.2). Sie können dazu auch Fotos anschauen und Ihre Gedanken in Erinnerungen an diesen positiven Ort abschweifen lassen.

11.3.3 Eigenlob stimmt!

Übung: Eigenlob
Trainiert die Selbstachtung
Hilfsmittel: keine
Dauer: Sekunden

Selbstachtung bedeutet nicht nur, sich selbst zu schätzen und anzuerkennen, Selbstachtung beinhaltet auch, stolz auf die eigenen Leistungen zu sein und dadurch sich selbst zu bestärken.

Eigenlob

Loben Sie sich selbst jeden Tag mindestens einmal.

11.4 »Alltagsmanagement«

Übung: Warum sind Sie…
Trainiert die Selbstachtung
Hilfsmittel: keine
Dauer: variabel

Im Alltag sind Mitarbeiter in Gesundheitsberufen fortwährend gefordert, private und berufliche Anforderungen gleichermaßen zu erfüllen. Dabei verliert man leicht das ursprüngliche Ziel aus den Augen, die Intention, die einen dazu brachte, diesen Beruf zu wählen.

Übung: Sie sind der Chef!
Trainiert die Kreativität
Hilfsmittel: keine
Dauer: variabel

Warum

Warum sind Sie…? Überlegen Sie, warum Sie sich irgendwann entschieden haben, diesen Beruf zu ergreifen. Haben Sie diese Entscheidung jemals bereut? Können Sie in Ihrem Beruf Bestätigung und Sinnhaftigkeit finden? Haben Sie Ihrem Beruf gegenüber eine positive Grundhaltung?

Chef!

Sie sind der Chef! Stellen Sie sich vor, Sie allein dürften alles bestimmen. Was würden Sie sofort ändern? Können Sie auf diese Dinge eventuell doch Einfluss nehmen? Lassen Sie kreative Ideen zu und überlegen Sie, ob diese an Ihrem Arbeitsplatz umsetzbar sein könnten.

11.4.1 Zu guter Letzt

Am Ende dieses Buches sollen einige wichtige Gedanken stehen, die Ihnen helfen, Achtsamkeit zu leben.

Goldende Regeln zum Schluss:

- Vergessen Sie nie Ihre ursprüngliche Vision
- Denken Sie immer wieder auch an positive Aspekte Ihrer Arbeit: Anerkennung, Lob, Dank von Patienten und Angehörigen, konstruktiver Austausch mit Kollegen, außergewöhnliche Begebenheiten
- Wechseln Sie gelegentlich die Perspektive
- Bleiben Sie kreativ
- Halten Sie inne, blicken Sie in sich hinein und schauen dann nach vorne
- Wagen Sie ab und zu einen Blick über den Tellerrand, welche Möglichkeiten stehen Ihnen offen?
- Vertrauen Sie auf Ihre Fähigkeiten
- Genießen Sie Ihre Freizeit und planen Sie diese
- Planen Sie mit Menschen, die ihnen wichtig sind
- Seien Sie sich selbst wichtig
- Passen Sie auf sich auf!

Literatur

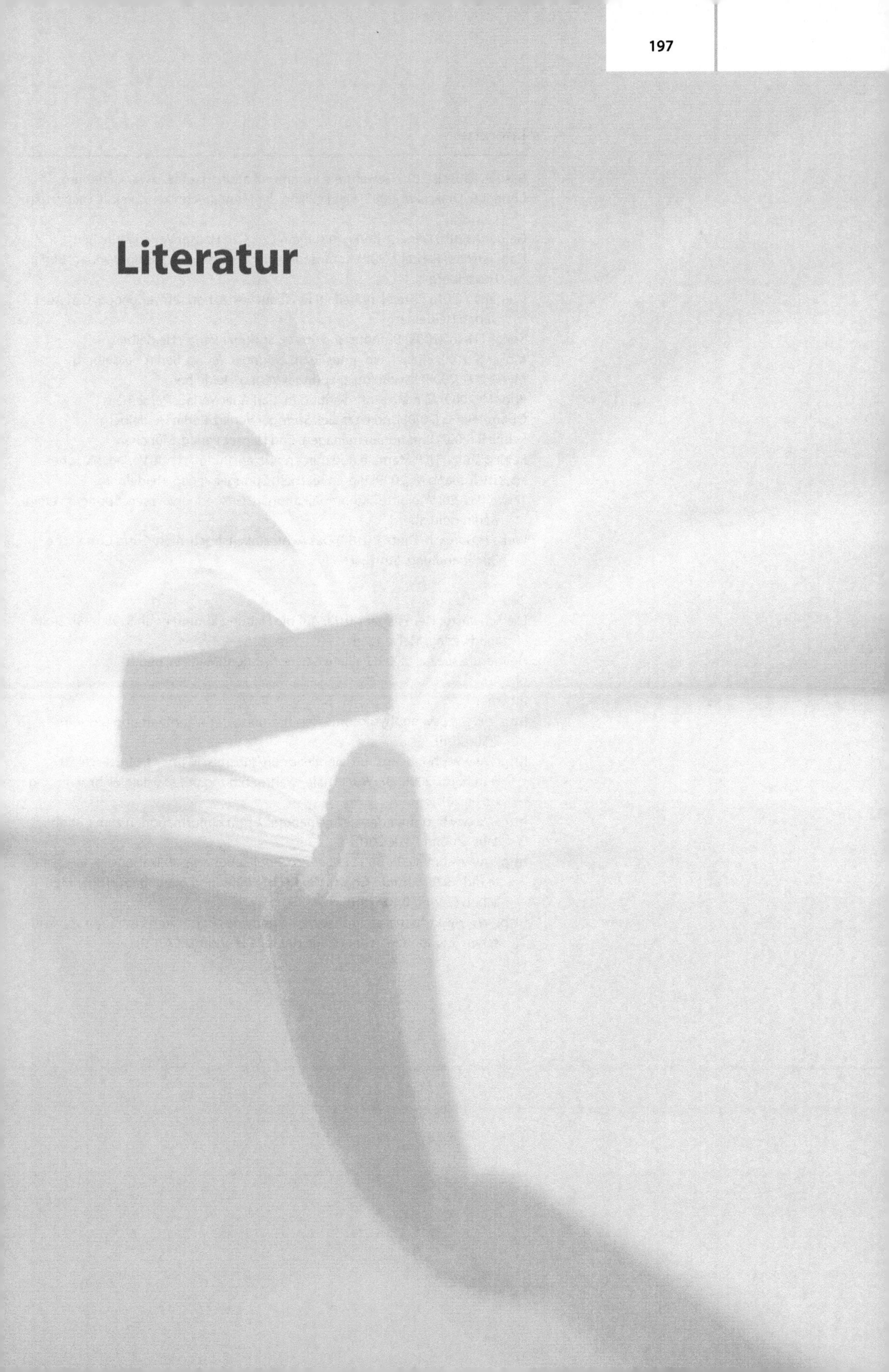

Literatur

Basu A, Faust L (2011) Gewaltfreie Kommunikation, Haufe Lexware, Freiburg

Bender C, Draksal M (2009) Das Lexikon der Mentaltechniken, Draksal Fachverlag, Leipzig

Geiger A (2011) Der alte König in seinem Exil, Carl Hanser Verlag,München

Haberstroh J, Pantel J (2011) Kommunikation bei Demenz, Springer Verlag, Berlin Heidelberg

Hargens J (2011) Bitte nicht helfen! Es ist auch so schon schwer genug, Carl Auer Verlag,Heidelberg

Kollak I Hrsg. (2008) Burnout und Stress, Springer Verlag Heidelberg

Möller S (2010) Einfach ein gutes Team, Springer Verlag, Berlin Heidelberg

Myers D G (2008) Psychologie, Springer Verlag, Heidelberg

Prior M (2009) MiniMax-Interventionen, Carl Auer Verlag, Heidelberg

Quernheim G (2010) Und jetzt Sie!. Springer Verlag, Berlin Heidelberg

Schöll R (2007) Emotionen managen, Carl Hanser Verlag, München

Seidl B (2009) NLP Mentale Ressourcen nutzen, Rudolf Haufe Verlag, München

Specht-Tomann M (2009) Biografiearbeit, Springer Verlag, Heidelberg

Tewes R (2010) Wie bitte? Kommunikation im Gesundheitswesen, Springer Verlag, Berlin Heidelberg

Weiss H Harrer M Dietz T (2010) Das Achtsamkeitsbuch, Klett-Cotta Cotta`sche Buchhandlung, Stuttgart

Zeitschriften

Die Schwester Der Pfleger (10/10) Auf die Haltung kommt es an S. 980-981, Bibliomed Verlag, Melsungen

Heilberufe spezial (2009) Palliative Care, Springer Medizin, Berlin

Internet

http: //www.psychophysik.com - Beschreibung der Wahrnehmung (Zugriff 20.06.2011)

http: //www.ph-ludwigsburg.de/fileadmin/subsites/1c-ppsy-t-01/user_files/Burkhardt/2006_07_WS/soziale_wahrnehmung.pdf - Soziale Wahrnehmung (14.06.2011)

http: //www.buddhareden.de/nyanaponika.htm - Informationen zum Buddhismus (Zugriff 03.06.2011)

http: //www.bmfsfj.de/BMFSFJ/Service/Publikationen/publikationsliste,did=92830.html – Charta der Rechte hilfe- und pflegebedürftiger Menschen (Zugriff 07.07.2011)

https: //www.kritische-ereignisse.de – Anonymes Portal zum Eintragen von kritischen Situationen in der Pflege des KDA (Zugriff 17.07.2011)

Stichwortverzeichnis

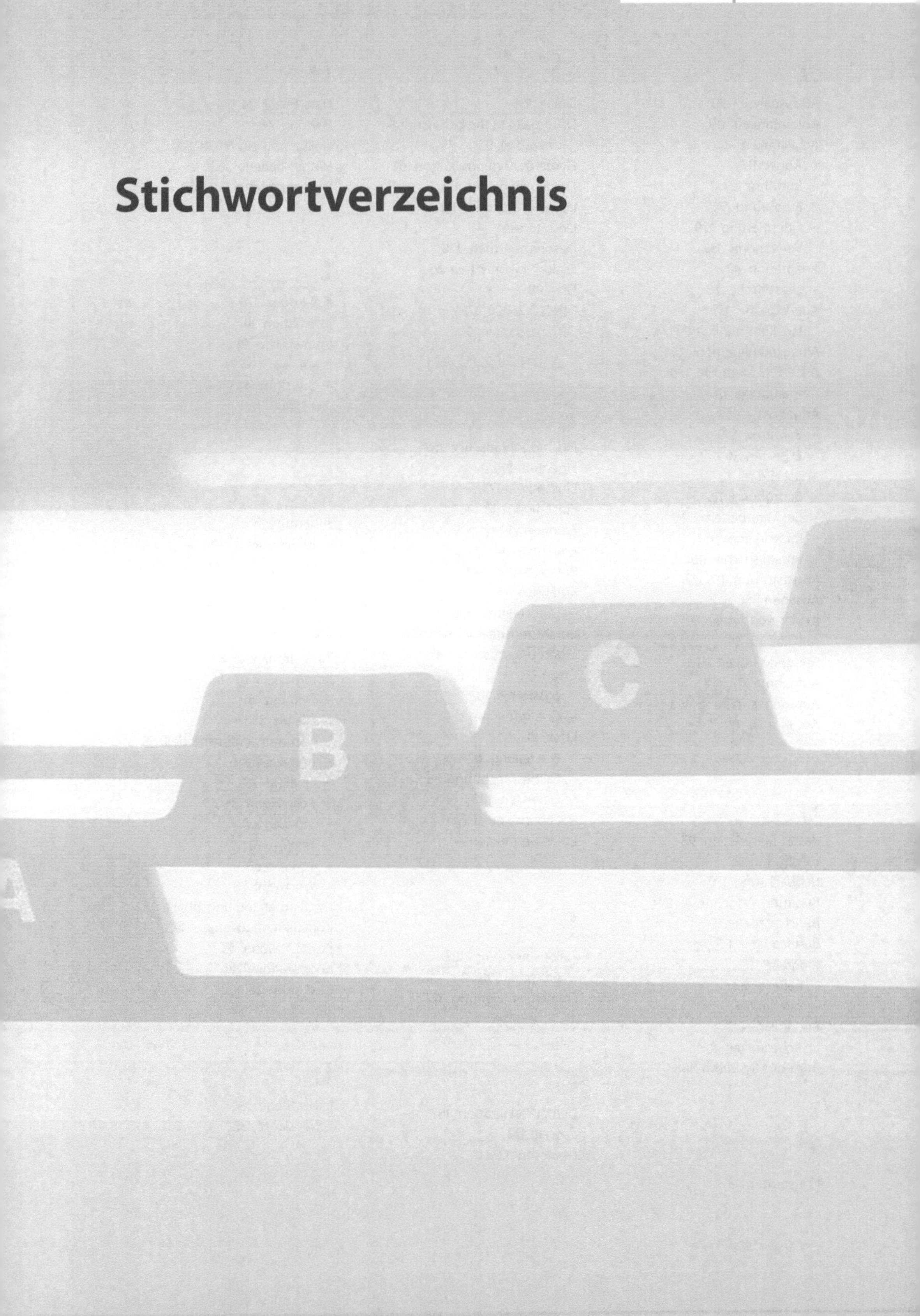

A

B

C

D

E

F

G

H

I

J

K

L

M

N

O

P

Q

R

S

T

U

V

W

Y

Z

GPSR Compliance

The European Union's (EU) General Product Safety Regulation (GPSR) is a set of rules that requires consumer products to be safe and our obligations to ensure this.

If you have any concerns about our products, you can contact us on ProductSafety@springernature.com

In case Publisher is established outside the EU, the EU authorized representative is:

Springer Nature Customer Service Center GmbH
Europaplatz 3
69115 Heidelberg, Germany

Batch number: 10106584

Printed by Printforce, the Netherlands